だれでも10歳若くなる

# 温《あっため》断食《だんじき》

手軽にできる、続けられる！
**石原メソッド**からの新提案

医学博士・イシハラクリニック院長
**石原結實**

SOGO HOREI

## 温断食（あっためだんじき）って？

健康のため、若さを保つための、私なりの方法論を集約した言葉です。

「温断食」「あっため断食」「温め断食」…お好きな読み方でとらえてください。

外面も内面も、いつまでも若々しくありたい、いつまでも健康でいたい、これは人間としてごく自然な感情です。

それを実現するための私からのご提案が、「温断食」なのです。

といっても、難しく考えることはありません。

要は、

- 温めること
- 断食を適度に取り入れること

たったこの2つです。そのための食べ方・運動法・考え方をちりばめました。

その中から、ご自分でやられてみて「気持ちいいな」と思うものを見つけてください。

それが自然に習慣になるはずです。

だれでも10歳若くなる 温断食（あっためだんじき）◎目次

## 3章　見た目を若くする　93

## 5章 体を若くする 145

編集協力　堀江令子
装幀　長井究衡
イラスト・図版　土屋和泉
本文組版　横内俊彦

# 序章　「温断食」（あったため断食）とは

## 世界を構成する3要素

私たち人間という存在のありようを3つの要素に凝縮させて表現した言葉が、この世の中にはいくつもあります。

たとえばカントの言葉、「知・情・意」。これは人間のもつ3つの心の働きのことで、これらが調和していることが重要とされています。スポーツ、武道の世界では「心・技・体」などとよくいわれます。

長い歴史をもつ東洋医学の世界でも、同じく人間についての言葉、ひいては人間と世界のありようについて、考えが積み重なれた言葉、すなわち宇宙観といっていいものまであります。

そういった東洋医学の人間観、宇宙観を大きな根幹とし、そして自然存在としての人間の治癒力（つまり、自然治癒力ということですね）を引き出すための医療現場で積んできた多くの臨床経験から見出したやり方こそが、私、イシハラ式の健康法であり、それはすなわち若返り法でもあるのです。

さてそれでは、東洋医学において大切だと私が考える3要素の言葉とは、なんでしょうか。

ひとつは「冷・水・痛」。そしてもうひとつは「気・血・水」です。

## 「冷・水・痛」の三角関係

「痛みというのは、基本的にすべて冷えと水からくる」というのが、東洋医学の考え方です。これを私は、イシハラ式「冷・水・痛」の三角関係というもので説明しています。

たとえば、雨（これは「水」です）に濡れると「冷」えます。寝「冷」えをすると下痢（これは「水」様便）が起こります。

右の2つは、「冷」と「水」の関係です

またたとえば、冷房のきいた場所など「冷」たいところにいると頭「痛」や腹「痛」を起こしやすいものです。

これは、「冷」と「痛」の関係です。

さらに、雨（これは「水」です）が降ると関節「痛」や神経「痛」がひどくなることが多いですよね。

これは、「水」と「痛」の関係です。

いかがでしょう。このように「冷」「水」「痛」は互いに深く関係しているのです。

ほかにも、「風邪《かぜ》は万病のもと」という言葉がありますが、風邪を英語にすると「cold」、すなわち「冷え」なのです。

## 体が冷えることと、血液のこと

「冷え」が病気や不調の原因となる理由は、本章で順に詳しくお話ししていきますので、ここではポイントだけお伝えします。

「冷え」というのは「体温の低下」です。体温の低下とは、体の熱を生み出す力（代謝）が弱いということを意味しているのです。

体の熱を生み出すための種々の栄養素を身体の各細胞に運ぶ、たいせつなもの、それが血液なのです。ですから血液の流れが悪いと、体内で熱を生産することができません。さらに、水が冷えると氷になる、寒いと手がかじかむなど、地球上のあらゆるものには「冷えると固まる」という性質があります。

このことは、血液にもあてはまります。体が冷えると血管は硬くなって縮み、血液の流れも悪くなって、熱を生み出す力は弱まります。

低体温と血行はこのように関係していて、体の冷え＝血行不良につながるわけです。血液の流れが滞《とどこお》ることをどう呼び、いかに問題であるかも、のちの本章でご説明してゆきます。

## 「体を温める」こと

ここまでくれば、「体を温めること」が大切であることは、皆さんおわかりかと思います。

体が温まれば血液の循環がよくなり、老廃物は体外に排出され、血液も体の中も、ひいては肌や髪など外面もきれいになっていくのです。

本書では、だれでも手軽に実行できる「体の温め方」が、ひとつの大きなファクターになっています。

## 食べすぎは冷える。食べない方があったまる

さて、私たちは食べものから栄養を摂取し、それによって体熱を産生させるわけですが、豊かになった現代社会に暮らす私たちは、むしろほとんどが「食べすぎ」の状態にあるといっていいでしょう。

しかし人間の体は長い歴史から見ても空腹であった時代が長く、「食べすぎ」に対処する生物的メカニズムは存在していません。

そのため食べすぎて余剰物や老廃物が産生されると、人間の体はそれをうまく処理することができずに血液の中にためてしまいます。血液が余剰物や老廃物で汚れればドロドロの血液になりますね。当然、血液の流れは悪くなり、体は冷えてしまいます。

体を温めるには、食べすぎは禁物なのです。

反対に、胃袋に食べ物がなければ、血液が胃腸に集中することもありません。脳にも筋肉にも血液が十分に流れ、熱が絶えずつくられて、体温は高いままなのです。

くわしくは本章にゆずりますが、以上のような観点から本書においてご提案するのが、健康を増進・維持させ、病気・不調を軽減・解消し、ひいては若返ることを可能とするイシハラ式メソッド、「温断食」（あっためだんじき）なのです。

**「温断食」（あっためだんじき）**

# 1章　「温める」だけで誰でも若くなる

## 老化サイクルを断ち切って若々しさを手に入れる

みずみずしくて血色がよく、ハリのある肌。豊かで黒い髪。肥満とは無縁のしなやかで力強い体、またはスレンダーなスタイル。はつらつとして生命力にあふれた健康な体。本書で詳述していきますが、私たちが理想とする、こうした「若々しさ」はすべて「体を温める」ことで手に入ります。

現在、日本人の平均体温はどんどん下がっています。人間の体は、36・5〜37℃の体温でもっともよく働くようにできていますが、いまの日本ではほとんどの人が体温36・0℃前後で、35℃台の人も珍しくありません。

過食やストレス、運動不足など、体を冷やす要因に事欠かない現代日本では、老若男女問わず大半の人が慢性的に「冷えている」状態にあるといえます。

体が冷えると代謝が下がって排泄が悪くなり、体内に老廃物がたまっていきます。そして老廃物が老廃物を呼び、体の中からどんどん年をとってしまいます。体を温めることによって、こうした老化サイクルをスパッと断ち切り、若さと美しさ、健康をキープすることができるのです。

体を温めるのは難しいことではなく、ちょっとした毎日の習慣によって可能です。

最近、とくに女性の間では非常に高価な化粧品、エステ、サプリメント、プチ整形などによるアンチエイジング（若返り）美容が花盛りです。でも、どんなにお金をかけて外からあれこれ手を加えても、体の中を改善しなければ、効果があったとしても一時的なものに終わってしまうでしょう。

そうしたアンチエイジング美容には、安全性や副作用の点で心配なものも多々ありますし、何といってもかなりお金がかかりますから、誰もが気軽にできるというものではありません。その点、「体を温める」という若返り方法は永続性があり、お金もかからず、しかも簡単と三拍子そろっていて、誰でもいますぐ始められるのが大きなメリットです。

## 見た目が若い＝体の中も若い

実年齢が同じでも、若く見える人もいれば、老《ふ》けて見える人もいます。この「外見年齢」の幅は、年をとるほど大きくなるものです。

日本医大の研究グループがおこなった調査では、「見かけの年齢は、その人の老化度を正しく表す」という結果が出ています。この調査は、30歳から80歳までの男女８００人を対象におこなわれたものです。

被験者を「見かけと実年齢が、ほぼ一致している」「実年齢より若く見える」「実年齢より老けて見える」の３つのグループに分けて、血液検査や生理機能のチェックをおこなったところ、実年齢にかかわりなく、「若く見えるグループ」は肉体的にも若いし、「老けて見えるグループ」は肉体的にも老化していることがわかったのです。

つまり、見た目が若い人は体も若く、老けている人は老化が進んでいるということになります。

北欧のデンマークの研究でも、「見た目が若い人は長生きする」ことが確認されています。70歳以上の双生児１８２６組を対象に調査をおこなったところ、外見上の年齢と生存率の間に明らかな関連が認められました。

双生児のきょうだい同士でも、高齢に見えるほうが早く死亡する率が高かったのです。同じ遺伝子をもって生まれてきても、見た目が老けている人の寿命がより短かったということです。

若々しい見た目を保つということと、肉体的な若さと健康、長寿を保つということは、密接に結びついているのです。

## なぜ体を温めると若返るのか

お風呂上がりに鏡に映った自分を見ると、いつもより肌にほんのり赤みがさして、シミやくすみ、小じわも心なしか薄れて若々しく見える気がする……ということは誰しも経験があるのではないでしょうか。

これは入浴によって体温が上がり、肌の下の血液の流れもよくなることで、血液から皮膚に栄養や酸素が十分に与えられている状態になるからです。血液の流れがいいと、うるおいとハリのある血色のいい肌になります。反対にシミ、そばかす、くすみ、乾燥肌などのトラブルは、血液の流れの悪さが原因ともいえます。

そして、血液の流れの悪い状態＝「瘀血《おけつ》」を引き起こす大きな原因のひとつが、体の冷えなのです。

また、若さを決定づけるのは「全身がうるおっているかどうか」です。人間の体の水分含有量は、生まれたばかりの乳児では約70％もあるのに、成人で約60％、老人になると約55％まで減ります。老化とは「体がだんだん干からびていくこと」なのです。

うるおいのある肌、弾力性のある筋肉、丈夫な骨、健康に働く内臓をつくるためには、体の中にある約60兆個の細胞内に水分を十分にためこんでおく能力＝「保水性」が重要になってきます。

しかし、だからといって単純に水をたくさん飲めばいいということではありません。若さを保つコツは保水性であって、多水性ではないのです。水分をとりすぎると、細胞の中ではなく、細胞と細胞の間に余分な水がたまります。この細胞と細胞の間の水こそが、冷えやむくみを引き起こし、若さを阻害する元凶、いうなれば「老化の水」なのです。

この余分な水がたまると代謝が悪くなります。細胞の中に水をとり入れるには、余分な水を排出することで体を温め、代謝を上げることが必要になります。代謝を上げれば、「悪いものを出して、いいものをとり入れる」という排泄と吸収のバランスがよくなり、保水性が高まります。

人間は赤血球が多く（多血症）、体温が高いゆえに、外見が赤い「赤ちゃん」で生まれます。そして年齢とともに赤血球も少なく（貧血）なり、体温が下がり始め、白髪や皮膚の白斑が増え、白内障を患うなどの「白さ」が目立つ「白ちゃん」になって老化していき、やがて死を迎えます。

実際に、老人の体温は赤ちゃんと比べると1～1・5度低いのです。体温が高い赤ちゃんの肌はマシュマロのようにやわらかく、まさにシルキー・スキンをしていますが、老人の肌はかさかさと硬いことが多いものです。

つまり、若さとは血液循環がよく、細胞の内部に水分が満ちていて、新陳代謝が活発で体温の高い状態といえます。この状態を保つ、つまりいつまでも若くいられるためには、どうしたらいいのでしょう?

それはズバリ、冷えをなくすことにつきます。

体温が低くなると、新陳代謝が悪くなり、血液循環も滞《とどこお》りがちになります。また、免疫力も低下するので老化が促進され、病気にもかかりやすくなります。

ところが近ごろ、「人間を含めた哺乳類は恒温動物であり、体温を一定に保つメカニズムが働いているので、人為的に体を温めることにはあまり意味がない。むしろ冷シャワーを浴びるなどして体をあえて冷やすほうが、体温を保つ働きを活発化させて冷えの解消につながる」といった理論を耳にすることもあります。

そうした理論が完全に間違いであるとまではいいませんが、そもそも体が冷えている人にとって、体を温めることと冷やすこと、どちらが心地よいでしょうか。

真冬の寒い日に外から帰ってきて、すぐに冷たい水のシャワーを浴びなさいといわれても、浴びる気にはとてもなれませんよね。そんなときは当然、こたつに入って温まるほうが気持ちいいはずです。やってみて気持ちのいいことが、体の求めていること=体によいことと考えるのが自然です。

爬虫類などの変温動物ですら、病気になると暖かい場所に向かおうとするといいます。また、養蜂《ようほう》業者の話では、死にかけた蜂を手で包んで温めると蘇生することがあるそうです。鳥類の卵も、温めなければ孵化《ふか》しません。

人間は体温によって生命を維持しています。1日のうち、人間の体温がもっとも低くなる時間帯は午前3時から5時ごろですが、人間の死亡がもっとも多いのも、この時間帯です。喘息《ぜんそく》などの発作や不眠の症状が目立つのもこの時間帯ですし、厚生労働省の発表によれば、自殺者がもっとも多い時刻は午前5時ごろです。

これだけでも「冷え」がいかに人間の心身にダメージを与え、生命を脅《おびや》かすものであるかがよくわかるのではないでしょうか。体を温めて冷えから守ることが、健康を保ち、若さや美しさを維持するために何よりも大切なことなのです。

## 血が汚れる原因は「冷え」と「食べすぎ」

血液が汚れてドロドロになる（＝汚血）と、血液の流れが悪くなる「瘀血《おけつ》」を招きます。

血液が汚れる主な原因は「体の冷え」と「食べすぎ」です。

体が冷えると新陳代謝が低下して、栄養素を効率よく使えなくなり、不完全燃焼を起こしたときのような燃えかす（老廃物）が生じます。

また、食べすぎると血液中には使いきれずに余った糖質やコレステロール、中性脂肪や種々の老廃物などが増えてしまいます。

このように、血液中の成分が多すぎ（まれに少なすぎ）たり、老廃物が多くなりすぎると血液がドロドロになり、血行不良につながります。小川のせせらぎもせき止められるとドブ川になるように、血液の循環が悪くなると血液中に余剰物や老廃物がたまって汚血が進むのです。

また、血液の汚れは老化だけでなく、病気も招きます。汚れた血液が全身約60兆個の細胞に四六時中接すると、細胞が傷《いた》み、さまざまな病気が発生する危険性が高まってきますので、体はなんとかして血液をきれいにしようとします。そこで、まずは老廃物を皮膚から体外に排泄しようとする反応が起こります。

汗腺や皮脂腺から老廃物をだすので、じんましん、湿疹、化膿疹などの発疹が出ます。これらは体が血液を浄化しようとして起こる反応なので、血液がきれいになれば自然におさまります。肌に吹き出物が出るのは、「血液が汚れていますよ」という体からのサインと考えられるのです。

発疹でも血液を浄化できない場合には、体は内部で炎症を起こして発熱し、血液中の老廃物を燃焼しようとします。発熱や、肺炎、気管支炎、膀胱炎といった「炎」の字がつく病気は、体が血液を浄化しようとする反応といえます。

炎症では食欲不振と発熱が伴います。食べすぎを抑制し、体温を上昇させて発汗を促すことで、血液をきれいにしようとするのです。

この「食べないこと」と「発熱」は、病気を治す特効薬でもあります。病気やケガを治す働きをする血液中の白血球は、空腹時と発熱時に働きが促進されるからです。

それでも血液を浄化できないと、体は血液中の余分なコレステロールなどの老廃物を、血管壁に沈着させることで血液を浄化しようとします。これが一般的にいわれる動脈硬化です。

血管壁に老廃物がたまると血管の内腔が狭くなり、血液の流れが悪くなります。また、血液中の老廃物を一箇所に固めようとして血液のかたまり（血栓）ができてしまいます。これが進行すると心筋梗塞や狭心症を招きます。

体は血液の汚れが改善されないままでいると、汚れを一箇所に集中させたり、出血させて汚れを体外に排出しようとします。一箇所に集中した汚れとは腫瘍、すなわちガンのことです。出血は胃・十二指腸潰瘍、鼻血、歯周病、切れ痔などによるもののほか、ガンによっても出血します。

このように、一般に病気やその症状とされているものは、東洋医学的見解では血液の汚れを浄化しようとする体の反応にすぎません。血液の汚れをきれいにしないかぎり、体の老化や病気を防ぐことは難しいのです。

## 体温を上げれば代謝が高まる

若く美しい「見た目」のカギとなるのが、新陳代謝のよさです。

「美人を見たらバセドー病を疑え」――医学生時代、私たちは教授からよくこういわれたものです。

バセドー病とは、首の前面に位置する甲状腺から分泌される、新陳代謝をよくするホルモン（サイロキシン）が分泌過剰になり、新陳代謝が必要以上によくなってしまう病気です。

若い女性に多いこのバセドー病は、初期の段階では患者さんがとても美しくなることがあります。体温が高く新陳代謝がいいために、体はほっそりとしていて肌も血色がよく、なめらかできめ細やかになり、目も輝いて見えます。

反対に、甲状腺の機能が低下する粘液水腫という病気の人は、新陳代謝が低下するために、体温が低く冷え性で、動きが鈍く便秘がちであったり、むくんだように太ることが多いのです。

つまり、新陳代謝がいいほうが美しく見えるということです。では、新陳代謝を高める方法は何かといえば、それは体温を上げることです。

体温が１℃低くなると、代謝は約12％低下します。つまり、体温が35℃の人は、同じカロリーのものを食べていても、36℃の人にくらべて太りやすいということになります。また、体温が低下すると白血球の働きが悪くなり、免疫力も低下して病気になりやすくなります。体温を上げ、新陳代謝をよくするためには、日常生活の中で体をなるべく冷やさないようにすることが必要です。

## 冷えを招く2大原因

体を冷やすおもな要因は「水分のとりすぎ」と「運動不足」です。

雨に濡れると体が冷えるように、またあるいは冷却水という言葉があるように、水には体を冷やす作用があります。

水は体にとって一番大切な成分ですが、多くとりすぎて排泄が十分にできていないと、さまざまな害を及ぼします。体内に余分な水分がたまり排泄できないでいる状態を、漢方では「水毒」といいます。自然の摂理では「入れる」よりも「出す」ほうが先です。まず余分な水分を排出してこそ、必要な水分をとりこむことができるのです。

また、いくら水はノンカロリーとはいえ、とりすぎれば体全体に占める水分量が増えて「水太り」の原因になります。ビニール袋に水を入れて手で吊り下げると、水の重みで下方がふくらむように、水分をとりすぎると、体の下方、つまり下半身に水がたまり、下半身デブや大根足、下肢のむくみの原因になります。

冷えを招くもうひとつの大きな要因が「運動不足」です。

人間の体の熱の約40%は、運動などで筋肉が動かされることから生じます。逆にいえば、筋肉運動の低下が産熱量の低下をもたらすといえます。体の筋肉の70％以上は腰から下にあるので、とくに下肢を使った運動が体温の上昇にはきわめて大切です。

そのほか、冷房の影響やストレス、不適切な入浴法や食事、化学薬品のとりすぎなども体を冷やす原因になります。

水分のとりすぎに注意し、適度な運動をすることが、体の冷えを防ぐ一番の方法といえます。冷えがなくなれば瘀血も生じなくなるので、血液がスムーズに流れだし、若々しい肌と健康を保つことができます。

## 老化は下半身の衰えから

老化とは漢方でいう「腎虚《じんきょ》」であり、下半身の筋力低下が大きな原因です。

「老化は足腰から来る」といいますが、40歳をすぎると、しだいにお尻や太ももの筋肉がそげ落ち、下半身が貧弱になってきます。すると下半身の筋肉の産熱量が減り、下肢が冷えてきます。

下半身が冷えて、血行が悪くなると、本来、下半身に存在すべき血や熱、気などがそこに存在できなくなり、居場所を求めて上半身に向かって上昇していきます。

血や熱や気が下から突き上がってくると、心臓の拍動が必要以上に強くなってドキドキしたり、息苦しさや吐き気、顔の発疹、不安や焦燥感などを引き起こします。

逆に、下半身の症状は弱くなり、便秘、乏尿《ぼうにょう》（尿に力がなく、尿量が少ない）や頻尿など排尿の異常、女性の場合は経血量の減少などの症状が表れてきます。

下半身の衰えとともに、足腰や膝の痛み、むくみなどの症状が表れやすくなるほか、全身の筋肉の緊張もゆるんでくるため、お尻だけでなく顎《あご》、眉、女性では乳房などがたるんで下に垂れてきます。

また、下半身の筋力の低下に比例して、目と耳の力が低下します。疲れ目、老眼、白内障や耳鳴り、難聴などが起こりやすくなるのです。

女性の閉経期前後の「更年期」症状、あるいは生理不順、生理痛、子宮筋腫、卵巣のう腫、不妊などの症状や病気も、下半身の筋力低下で下半身が冷えて血液の流れが悪くなり、そこに存在する臓器である子宮や卵巣の働きが低下して起こります。

このように、老化を防ぎ、いつまでも若さと健康を保つには、下半身の筋力を衰えさせないことがとくに重要なのです。

## 「老化度」はこれでわかる

どれくらい老化が進んでいるかを知るための指標としては、主に肌の湿度で判定する「肌年齢」、脈波計という機器を使って測定する「血管年齢」、脳の委縮の度合いで判定する「脳年齢」などがよく話題になりますが、これらはあくまでもある程度の目安であって、その数値だけにあまりこだわる必要はないでしょう。

自分で判断できる老化のサインとしてあげられるもののひとつに、「老人輪《りん》」というものがあります。これは黒目（角膜）の上側の縁《ふち》に現れる白い半月状の輪のことで、動脈硬化の状態に比例して厚くなるとされています。

最近では、この「老人輪」が子どもにも多く見られるようになってきました。これは、子どもたちの低体温化と関係していると考えられます。体温が低いとコレステロールや脂肪の代謝が悪くなり、それらが動脈壁に沈着して動脈硬化を招きます。体温の低下によって、子どもでもそうした「老化」が進んでしまうのです。

老化度がわかるもうひとつの指標が「身長／指極比」です。両手を横に広げた状態で、両中指の先端を結んだ線の長さが「指極」です。「身長／指極比」とは、身長をこの指極で割った数値です。

若いうちは身長／指極比はほぼ「1」、つまり身長と指極はほぼ同じ数値なのですが、指極が終生変わらない一方、年齢を重ねると身長は縮んでいくため、老化に伴って身長／指極比も小さくなっていきます。

身長／指極比が0・98や0・97といった小さい数値になるほど、老化が進んでいるということです。でも、数値が小さくなっていたからといって悲観することはありません。温断食（あっため断食）をはじめ、正しい食事や適度な運動などによって体を温める生活をすれば、この数値を元に戻すことができるのです。

# 2章　お金をかけずにカンタン！　若返りメソッド

## 食事と断食のメカニズム

健康のためには1日3食とったほうがいいとされていますが、現代の社会状況からみれば、1日3食が「食べすぎ」といえる方も多いことと思われます。

必要以上の栄養を体内に入れる「食べすぎ」を続けていれば、血液が汚れてしまうのは当然のことです。

人間の体には、「吸収は排泄を阻害する」という生理的メカニズムがあります。食べれば食べるほど、消化吸収するための胃腸に血液とエネルギーが回され、排泄するための大腸、直腸、腎臓、膀胱などへの血流量が少なくなるので、十分な排泄がなされなくなります。つまり、たくさん食べすぎると、かえって排泄が悪くなるのです。

その結果、体内に脂肪や糖などの余剰物や、乳酸や尿酸などの老廃物をためこんでしまい、肥満や血液の汚れを招き、万病のもととなるのです。

逆に、吸収がない状態、つまり食べないでいると排泄が促進されます。朝、起きぬけの時間帯の体は、口臭がある、目やにや鼻くそがたまっている、尿の色が濃いなど、排泄が旺盛な状態です。これは、眠っている間は誰でも「断食《だんじき》」をしていることになり、体内や血液内にたまっている老廃物の排泄現象がさかんになっているからなのです。

ちなみに、英語で朝食のことを「breakfast」といいますが、これは「fast（断食）」を「break（やめる）」してとる食事、という意味です。

いろいろな動物実験でも、小食こそが若さと健康を保つために不可欠だということがわかってきています。欧米の医学・栄養学では、1930年代から「昆虫からサルにいたるまでのさまざまな動物で、摂取カロリーを大幅（約半分）に減らすと寿命が延びる」ことを実験で証明しています。

昔から「腹八分に病なし」といわれます。現代の食事は昔とくらべてカロリーも栄養価もずっと高いことを考えると、これは「腹六分」といいかえてもいいぐらいです。

前述のように、空腹になると老廃物の排泄がよくなるので、大事なのは1日のうち数回は空腹の時間をつくること、「お腹がすいてから食べる」ようにすることです。

病気を防ぎ、若さを保つには、1食分を抜いて（1食分を断食して）、1日2食にするぐらいがちょうどいいのです。

## 「断食」は究極のアンチエイジング

断食《だんじき》には、ダイエット効果はもちろん、それ以上に若返り効果があります。

**〈断食でなぜ若返るか〉**

- 排泄が促進されて血液がきれいになる
- 熱が発生して体を温める●抱卵中のトリがほとんど食べないことからわかるように、断食すると体内の老廃物、余剰物が効率よく燃えて体温が上がります
- 病気の芽をつむ●断食して血糖値が低くなると、白血球の中でも殺菌作用のある好中球の働きがよくなります。また、栄養素が口から入ってこないと、人間の体は自然に「生命にとって不要なもの」を使って生きのびる方法を考えます。不要なもの＝病変のある組織が正常な細胞の栄養となって、なくなってしまうのです
- 内臓が休息して元気になる●食べないと消化吸収活動がおこなわれないので、内臓は休息をとることができます。休息して元気になった臓器に、断食できれいになった新鮮な血液がいきわたり、細胞が若返ってきます。また、臓器が休息して体全体がのん

びりすることで、リラックス効果のある副交感神経が働き、気分が安定します

**〈断食がもたらす若返り効果〉**

- 中年太りの解消●とくに、腰や下肢の贅肉《ぜいにく》がなくなる
- 美肌、美白効果●シミ、シワ、くすみ、たるみがなくなり、歯が白くなる
- 視力の回復●近視、遠視、老眼などの症状が改善される
- 味覚、嗅覚の発達●味やにおいに敏感になる
- 内臓機能の回復●消化器、循環器、呼吸器のすべてが健康になる
- 体の柔軟化●動作がしなやかで、活発になる
- 性的機能の若返り●不妊症や、インポテンツが改善される

## 空腹感が少なく効果絶大の「温断食基本食」

1日2食の「温断食」（あっため断食）は、誰にでもできる簡単な断食です。

夕食後から朝起きるまでは、誰もが断食をしている状態であり、「断食明け」である朝

は、老廃物の排泄現象が旺盛な時間帯なので、そのまま朝食を抜く「あったため断食」が一番理にかなっています。

朝食を食べないと十分に活動ができないのではないかと不安に感じるかもしれませんが、脳や筋肉などを働かせるエネルギー源は糖分なので、脳の覚醒と全身の細胞活動のためには、朝は糖分さえ補えればいいということになります。

つぎの「あったため断食基本食」なら、胃腸に負担をかけずに、つまり排泄を促したまま、午前中のエネルギー源である糖分、それに水分やビタミン、ミネラルを補うことができます。

**〈あったため断食基本食〉**

朝食●つぎのいずれかを飲む

●ニンジン・リンゴジュース、コップ2・5杯（約400㎖）

●ショウガ紅茶（黒砂糖またはハチミツ入り）1～2杯（必ずホットで）

●ニンジン・リンゴジュースとショウガ紅茶を各1～2杯ずつ

昼食●ソバ（とろろソバやワカメソバがおすすめ）にネギと七味唐辛子をたっぷりかけて。またはタバスコを存分に振りかけたペペロンチーノやピザを

夕食●アルコールを含め（ただし適量）何でも食べてよい。おすすめは低脂質でヘルシーな和食。体を温める陽性食品（55ページ）を存分に使った副食物があるとなおよい

あったため断食をおこなったあとの昼食は、いきなりたくさん食べてはいけません。

おすすめはソバです。ソバは消化がよく胃腸に負担がかからないうえ、8種類の必須アミノ酸を含む優秀なタンパク質、動脈硬化を防ぎ、血液サラサラ効果のある植物性脂肪、エネルギー源の多糖類（炭水化物）と、ほとんどのビタミン、ミネラルを含みます。また、ソバは陽性食品であり、体を温める作用にも優れています。

さらにネギや七味唐辛子をたっぷりかけて食べると、ネギの中に含まれる硫化アリルや唐辛子のカプサイシンが血行を促し、体を温めて発汗作用を発揮するために血液をきれいにしてくれます。

ワカメやヤマイモ入りのソバは食物繊維が豊富なので整腸作用があるだけでなく、ヌルヌル成分のムチンが含まれ老化防止や若い肌づくりにも大きな効果を発揮します。

または血流をよくする硫化アリルを含むニンニク入りのパスタ（ペペロンチーノ）や、体を温めるチーズでつくられたピザに、血流促進・発汗作用の強力なカプサイシンを含むタバスコを存分にふりかけて食べてもいいでしょう。

## ニンジン・リンゴジュースのレシピ

**材料**

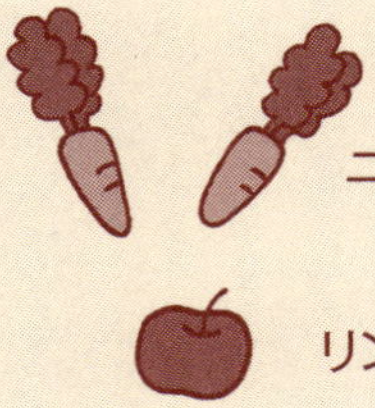

ニンジン2本

リンゴ1個

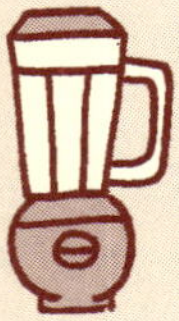

ジューサー

①ニンジンとリンゴをよく洗う

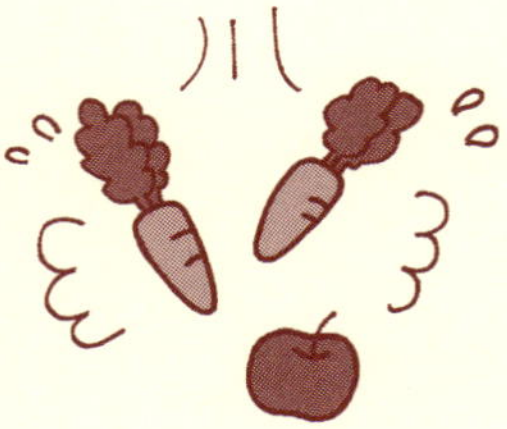

②適当な大きさに切る

できれば皮もタネも
そのままで

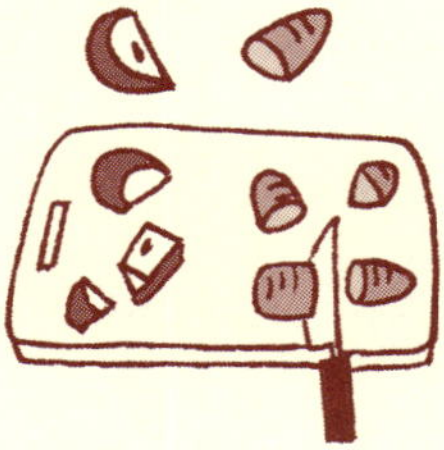

③ジューサーに

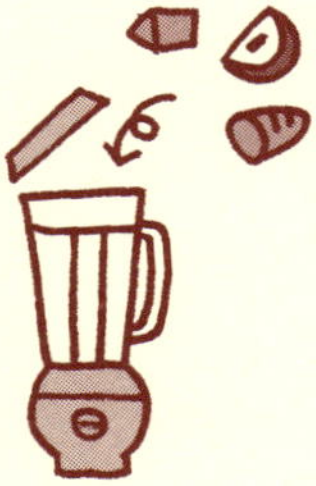

④かむように、
ゆっくり飲み干します

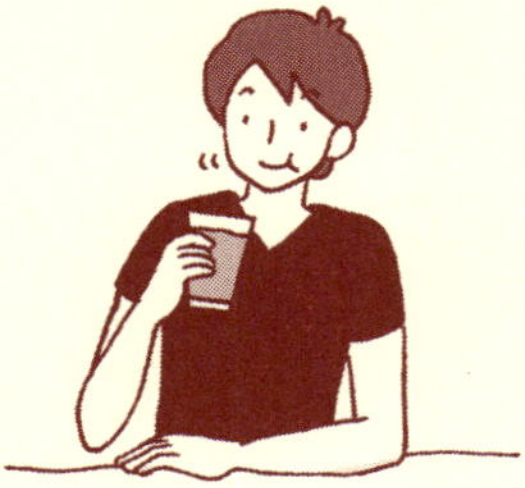

氷や水で薄めるのはお勧めしませんが、リンゴとニンジンをあらかじめ冷蔵庫で冷やしておいて、少し冷たい状態で飲んでいただくのはかまいません。

## ショウガ紅茶のレシピ

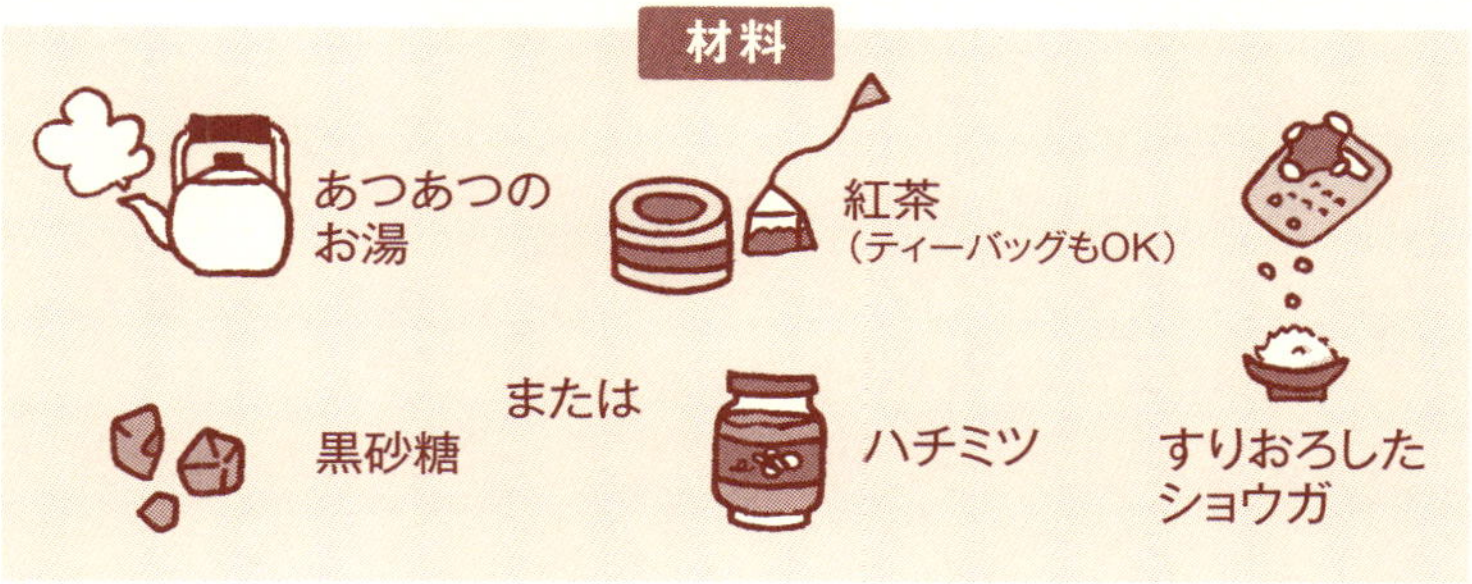
材料
あつあつの
お湯
紅茶
（ティーバッグもOK）
黒砂糖
または
ハチミツ
すりおろした
ショウガ

①ふつうに紅茶をいれ　②ショウガを加える　③お好みで黒砂糖やハチミツを

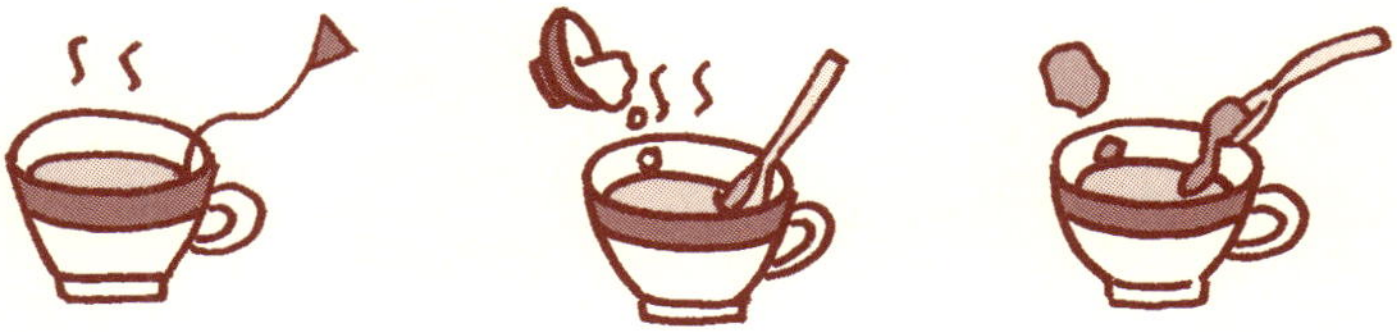

すりおろしたショウガは小さじ1～2杯、しぼり汁なら3cc程度が目安。

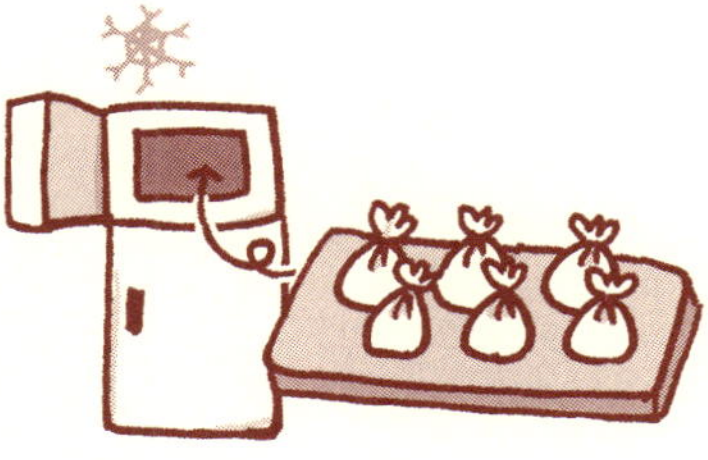

一度にたくさんすりおろして
冷凍しておておくと便利!

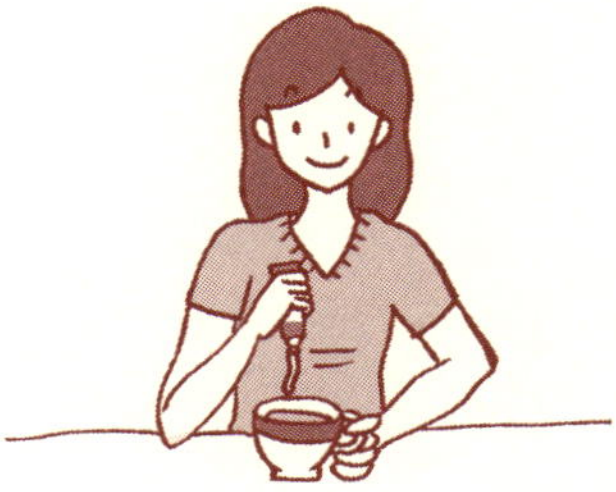

チューブ入りならさらに手軽に

## 「あっため断食」の方法

| | | |
|---|---|---|
| 朝 | ニンジン・リンゴジュース、またはショウガ紅茶にすると排泄がよくなり、血液の浄化にもなる | 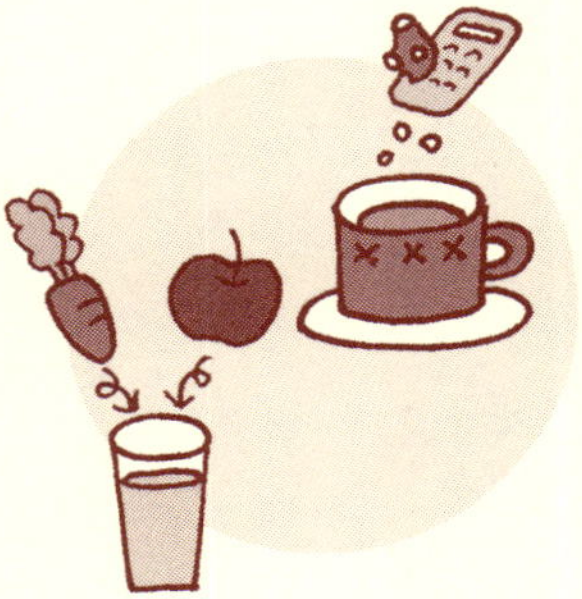 |
| 昼 | ソバまたはペペロンチーノやピザ | 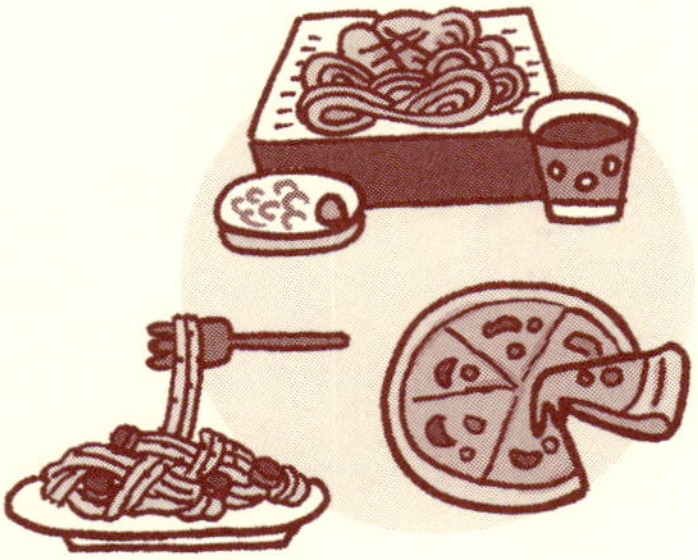 |
| 夜 | 好きなものを食べてOK。適度なアルコールも可 | 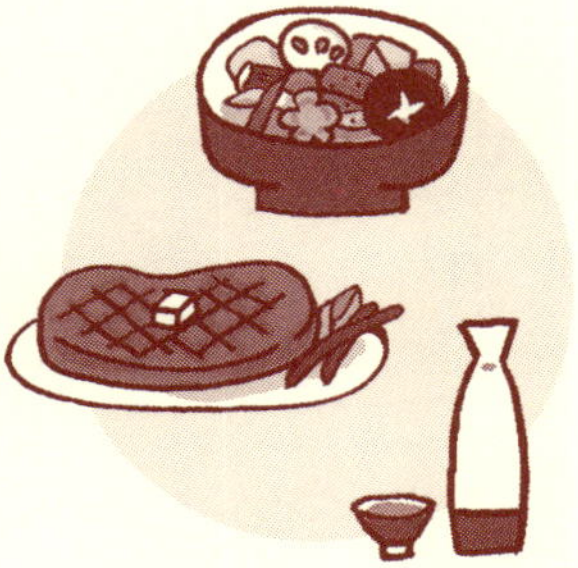 |

## 朝食をとりたい人のための、あったため断食メニュー

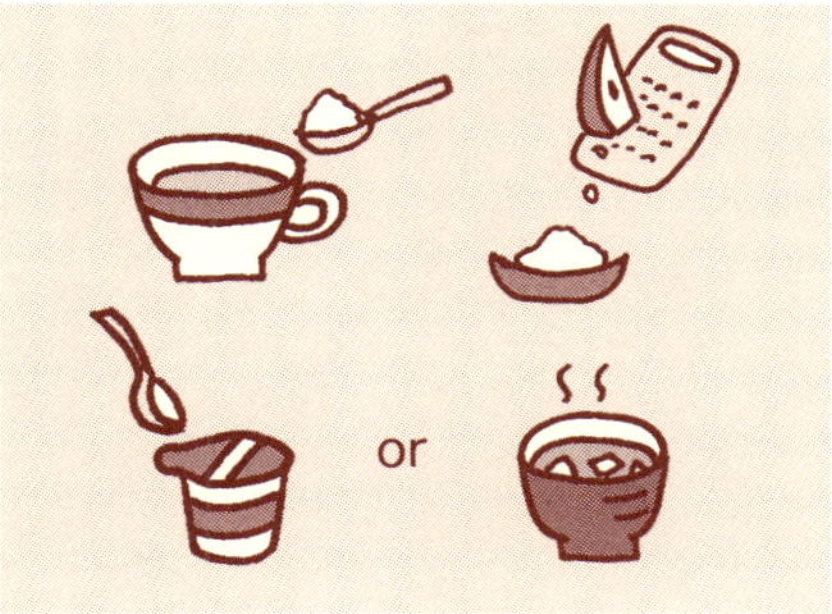


**若がえり・**
**ダイエット効果がほしいなら**

・ショウガ紅茶1～2杯

・すりおろしリンゴ

・ヨーグルトまたはみそ汁

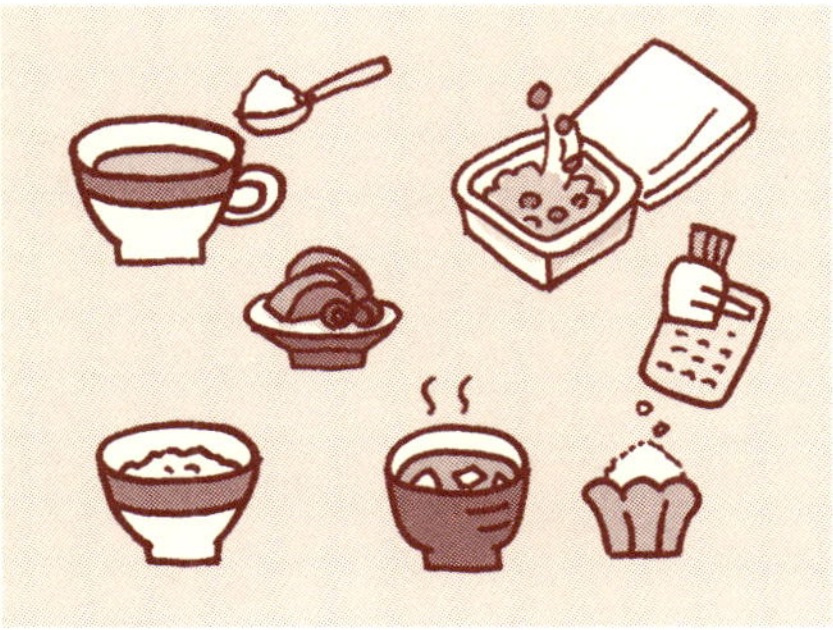

**どうしても**
**しっかり食べたいなら**
**［和食の場合］**

・ご飯（茶碗6分目ていど）

・みそ汁

・漬物

・納豆

・大根おろし

・ショウガ紅茶1～2杯

**［洋食の場合］**

・パン（ガーリックトーストがおススメ）

・サラダ（タマネギと大根スライス、ワカメをしょうゆドレッシングで）

・ショウガ紅茶1～2杯

途中、空腹を感じたときには黒砂糖や黒アメ、チョコレートを少量口にしたり、黒砂糖やハチミツ入りのショウガ紅茶を飲んでください。空腹感や満腹感は血液中に糖分（血糖）がどれだけ含まれているかで決まるので、ショウガ紅茶などで血糖値を上げれば、空腹感はぴたりと止まります。

ここでご注意ですが、紅茶に含まれるカフェインの影響で、ショウガ紅茶を多量に飲むと体調が悪くなる人もいます。飲む量は自分の体調を見ながら調節するようにしてください。ショウガ紅茶が体に合わない場合はショウガ湯（67ページ）を飲むようにするといいでしょう。

（注）糖尿病の薬を朝に服用している場合は、主治医に相談のうえ、昼食後に服用などする。

## 生ジュースとショウガ紅茶はここがすごい

あっため断食で飲むニンジン・リンゴジュースは、まさに「若返り」の妙薬です。ニンジンやリンゴに含まれるビタミンやミネラルが、若返りに絶大な威力をもつのです。

私がこのジュースを用いた断食を思いつくきっかけになったのは、1979年に、スイスのB・ベンナー病院を勉強のために訪れたことでした。

この病院は1897年の設立以来、世界中から集まる難病、奇病患者を、主に食事療法によって治す病院として知られていました。そのメインの療法というべきものが、ニンジン・リンゴジュースを朝食に飲むことでした。

当時の院長のリーヒティ・ブラウシュ博士に、なぜニンジン・リンゴジュースがそんなに効くのかを尋ねたところ、

「このジュースは、人体に必要なビタミン、ミネラルをすべて含んでいるからだ」

という答えが返ってきたのです。

ニンジンは根の野菜なので、人間の体に相似して下半身を強化し（58ページ）、その外観が赤色（陽性色）である故に体を温め（55ページ）、強力な若返り効果を発揮します。リンゴはビタミンやミネラルが豊富なのはもちろん、整腸作用があることでも知られています。

ショウガは体を温め、新陳代謝をよくしてくれます。平均体温が35℃台という女性に、毎朝ショウガ紅茶を飲むことをすすめたところ、開始時35・5℃だった体温が、わずか1カ月で36・4℃まで上がったこともあります。

紅茶に含まれるカテキンは、活性酸素を除去してくれる抗酸化物質で、老化を防ぎ、生活習慣病やガンなども予防してくれるスグレモノです。紅茶の赤い色のもととなるテアフラビンという物質はカテキンが重合してできたもので、体を強力に温める他、インフルエンザウイルスをやっつける作用があることがわかっています。

後述するように、温かい地方の飲み物である緑茶は体を冷やしますが、緑茶に熱を加えた紅茶は体を温めてくれます。ショウガ紅茶は、ショウガと紅茶のダブルの効果で体を温めてくれる飲み物なのです。

## 半日断食、1日断食にトライ

朝の「あっため断食」を1～2週間おこない、慣れてきたらつぎは週末などを利用して「半日断食」にトライしてみましょう。さらに「半日断食」が2～3回成功したら「1日断食」にも挑戦してみてください。**いずれも、やってみられて「体調がよい」ことが大前提です！**

断食中に空腹感や低血糖の症状（めまい、ふらつき、動悸、ふるえ、倦怠感など）が生じたときは、ショウガ紅茶（黒砂糖またはハチミツ入り）を飲むか、黒アメをなめるといいでしょう。のどがかわいたら適宜、ショウガ紅茶、ハーブティー、ニンジン・リンゴジュースなどで水分を補ってください。また、「1日断食」をおこなったあとの翌日の朝食は、とにかくよく噛んで食べるようにしてください。

**〈半日断食メニュー〉**

朝食●ニンジン・リンゴジュースをコップ2・5杯（ニンジン2本とリンゴ1個をジューサーにかけてつくる）

昼食●ニンジン・リンゴジュースをコップ3杯（ニンジン1本とリンゴ2個をジューサーにかけてつくる）

夕食●白米ご飯（できれば黒ごま塩をかける）を茶碗6分目、梅干し2個、しらすおろし小鉢1杯、味噌汁（豆腐とワカメの具入り）1杯

**〈1日断食メニュー〉**

朝食●ニンジンとリンゴの生ジュースをコップ2・5杯（ニンジン2本とリンゴ1個をジューサーにかけてつくる）、午前10時にショウガ紅茶（黒砂糖またはハチミツ入り）を1

～2杯

昼食●ニンジンとリンゴの生ジュースをコップに2・5杯（ニンジン2本とリンゴ1個をジューサーにかけてつくる）、午後3時にショウガ紅茶（黒砂糖またはハチミツ入り）を1～2杯

夕食●ニンジンとリンゴの生ジュースをコップに2・5杯（ニンジン2本とリンゴ1個をジューサーにかけてつくる）

翌日の朝食●白米ご飯（黒ゴマ塩をかける）茶碗7～8分目、梅干し2個、しらすおろし小鉢1杯、味噌汁（豆腐とワカメの具入り）1杯

## 体を温める「陽性食品」

漢方医学では、体を温める食べ物を陽性食品、体を冷やす食べ物を陰性食品、温めも冷やしもしない食べ物を間性食品として厳格に区別し、病気治療や健康増進の基本理念にしています。

陽性食品と陰性食品は、基本的につぎのように分類できます。

## 食べ物の性質を知ろう

| **陽性**（赤・黒・だいだい） | **間性**（黄色～薄茶色） | **陰性**（青・白・緑） |
| --- | --- | --- |
| 塩（天然塩）<br>梅干し、たくあんなどの漬物<br>みそ、醤油<br>チーズ<br>肉類、卵<br>魚介類、魚<br><br>日本酒、赤ワイン<br>焼酎のお湯割り<br>ネギ、玉ネギ<br>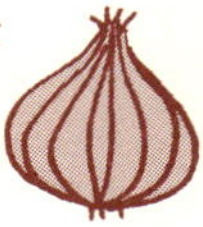<br>ニラ<br>ニンニク<br>ショウガ<br>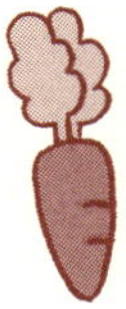<br>根菜類<br>（ゴボウ<br>ニンジン<br>レンコン<br>山芋など）<br>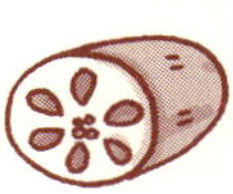<br>小豆、黒豆<br>黒ゴマ<br>紅茶<br> | 玄米<br>黒パン<br>きび<br>大豆<br>黒砂糖<br>ハチミツ<br>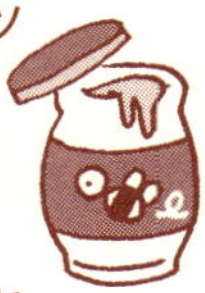<br>カボチャ<br>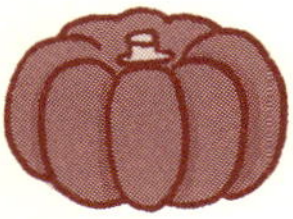<br>イチゴ<br>リンゴ<br>サクランボ<br>ブドウ<br>プルーン<br>サツマイモ<br>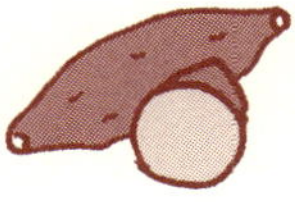 | パン<br>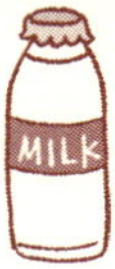<br>牛乳<br>酢<br>植物油、バター<br>精白砂糖<br>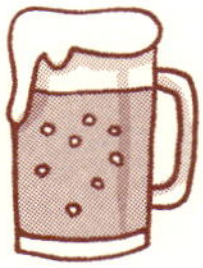<br>カレー<br>化学薬品<br>清涼飲料水<br>ビール、ウイスキー<br>コーヒー、緑茶<br>ケーキなどの菓子類<br>豆腐<br>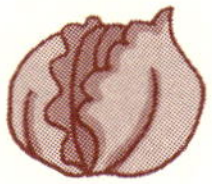<br>トマト<br>葉菜類（レタスなど）<br>熱帯・温帯（南方）産のくだもの<br>（バナナ<br>パイナップル<br>マンゴー<br>カキ<br>レモン<br>スイカなど）<br>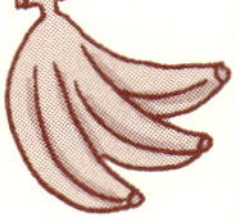 |

●陽性食品●冬にとれる食べ物、北方（寒冷地）の食物、硬い（水分の少ない）食べ物、動物性の食べ物（牛乳以外）

●陰性食品●夏にとれる食べ物、南方（暑い地方）の食べ物、水っぽい食べ物、植物性の食べ物、酸っぱい食べ物

これらは、その食物の外観の色で端的に判断できます。陽性食品は外観が「赤、黒、だいだい」の暖色をしていて、陰性食品は「青、白、緑」の冷色をしていることが多いのです。陽性食品は鉄分を多く含み、赤血球の造血を助けます。年齢とともに体温が低下し、貧血になって「白ちゃん」になるのを防ぐには、こうした「赤、黒、だいだい」の色をした、体を温める陽性の食べ物を積極的に食べるといいということになります。

ただしコーヒー（エチオピア原産）、トマト（南米原産）、カレー（インド原産）などは、色が濃くても体を冷やす食べ物に分類されます。食べ物の陰陽の判断は色より産地のほうが優先されるからです。南方に住む人は暑くてしょうがないのですから、自然とそこでとれる食べ物は体を冷やすようにできているのです。

また、陰性食品を食べるときは塩や熱を加えて「陽性化」して食べるといいのです。たとえば白い牛乳（陰性）に熱を加えると黄色いチーズ（陽性）になるように、陽性

化すると外観も赤、黒、だいだい系統の色の陽性食品に変化します。

現代人の冷えや体温低下は、陰性食品のとりすぎも原因です。体を温める陽性食品を積極的にとるように心がけることで、冷えが解消され、若返りにつながるのです。

## 食べ物の選び方のポイント

### 「なりたい形」の食べ物

漢方医学には「相似の理論」という興味深い理論があります。「形の似たものは同じような働きをする」「外見が似ているものは、性質も似ている」というものです。

人間の体を植物に照らし合わせると、下半身は植物の根に相似しています。したがって、下半身の筋力の低下からくる腎虚（老化）の症状には、ゴボウ、ニンジン、レンコン、ネギ、タマネギ、ヤマイモなどの根菜類をしっかりとればいい、というのが漢方医学の教えです。

また、この「相似の理論」からいうと、人間の体は食べたものと同じ形（相似）にな

## 相似の理論

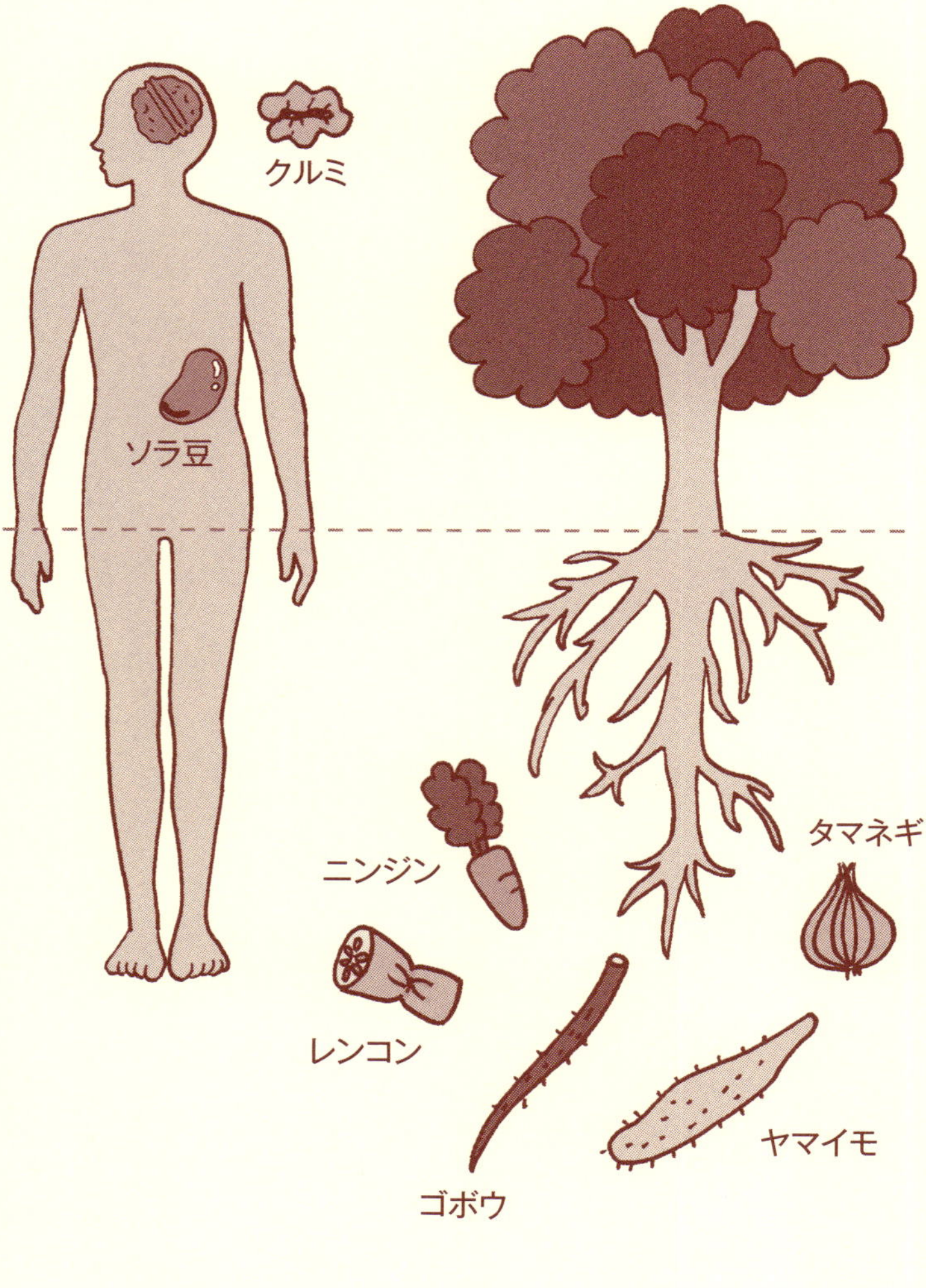
クルミ
ソラ豆
ニンジン
レンコン
ゴボウ
タマネギ
ヤマイモ

るといえます。

たとえば、パンやケーキなど、ふわっとしたものを食べるとふわっとした体になるということです。やせたい人は、色が濃くてひきしまった陽性食品を食べて陰性食品を控えるようにすれば、自然とやせられるといえます。

**歯の形にあった食べ物**

我々人間の歯は全部で32本ありますが、肉や魚など動物性の食品を食べるための犬歯はたった4本です。

穀物を食べるための臼歯20本（62・5％）、果物や野菜を食べるための門歯8本（25％）を合わせると、人間の歯のうち90％近くは植物性の食品を食べるべき歯ということになります。

この歯の割合に合わせ、穀物を約6割、野菜、果物、海藻を3割弱、肉、魚、卵を1割強という割合で食べればいい、というのが人間にとっての食の基本的割合ということになります。

## 活性酸素を除去する食べ物

過食や便秘、運動不足、過剰なストレスや紫外線、大気汚染などにより、体内の細胞膜から多量の「活性酸素」が発生するといわれています。

活性酸素は体の中でさまざまな悪さをします。体内の脂質を変容させて過酸化脂質をつくりだし、細胞の核を傷つけ、酵素の働きを鈍くして老化や病気のもとになります。

自然界には活性酸素を除去してくれるさまざまな物質が存在します。とくに注目すべきは植物です。植物は生まれてから死ぬまで同じ場所を動けません。紫外線などの有害物質や大気汚染、害虫にさらされても逃げるわけにはいかないのです。だからこそ植物には、体内に入ってきた有害物質を処理する高い機能が最初から備わっています。

赤ワインなどに含まれるポリフェノール（赤）やニンジンなどに含まれるカロテノイド（オレンジ）など、植物の色や匂いの元になっている物質こそが、植物の体内で有毒物質から体を守る抗酸化物質、すなわち「ファイトケミカル（植物性化学物質）」といわれるものです。

## 腸をきれいにする食べ物

世界三大美女のひとりとうたわれるクレオパトラは、定期的に下剤の一種であるセンナを飲んで、腸を大掃除していたという逸話があります。

便秘をすると肌が荒れる、湿疹ができる、くすんだ肌の色になるなどを経験した人も多いでしょう。便秘をすると、大便で捨てられるべき老廃物や腐敗物が血液に吸収され、それを皮膚から排泄して、少しでも血液をきれいにしようとする反応が起こるからなのです。

便秘の多くは、腸が冷えてその動きが低下していることが原因です。腸を温めながらお通じを促すのに有効なのは、つぎの食べ物です。

- 食物繊維を多く含むもの●海藻類、キノコ類、イモ類、大豆、大豆製品、根菜類、ドライフルーツなど
- 大腸内の乳酸菌を増やすオリゴ糖を含むもの●ハチミツ、タマネギ、ゴボウなど
- 腸を温めるもの●ゆであずき、黒ゴマ、アロエなど

## この食べ物が若返りの強い味方

**下半身を強くする**

●ゴボウ●性ホルモンの分泌を促すアルギニンが豊富に含まれているので、男性の強精作用のほか、女性の生理の状態を整えたり、更年期障害の予防、改善に効く。食物繊維のセルロースやリグニンなども豊富で、腸の中のだぶついたコレステロールや中性脂肪、糖分、発ガン性物質などの余剰物や有害物質を大便とともに排泄し、高脂血症や糖尿病、大腸ガンなどの病気を防ぐ

●ニンジン●それだけで人体に必要なほとんどのビタミン、ミネラルがあり、とくに亜鉛やセレンが多く含まれている。この2つは性機能を維持する働きのあるセックスミネラルと呼ばれている

●ヤマイモ●ヌルヌルの成分は、強壮作用や肌の保湿作用のあるムチン（タンパク質の一種）

●サツマイモ●胃腸の働きを促して排泄をよくし、気力、体力をつける作用がある

●サトイモ●含有成分のムチンが消化、吸収、利用の効率をよくし、栄養補給、滋養強壮、肌の保湿に役立つ

●ジャガイモ●胃腸を強くし、気力、体力を増進させる

●タケノコ●根菜ではないが、土の中にあるので「相似の理論」から腎虚《じんきょ》（老化）に効く。亜鉛（セックスミネラル）が豊富。チロシンというアミノ酸は、ドーパミンやアドレナリンなどの「やる気」「集中力」を高める神経伝達物質のもとになる。食物繊維も多く含まれ、高脂血症、糖尿病、大腸ガンなどの要因をとり除く

**血管を若くする**

●アリウム属の野菜（ニラ、ニンニク、ネギ、タマネギ、ラッキョウなど）●特有の臭気の成分である硫化アリルが血管を拡張して、血流をよくする

●ショウガ●辛み成分であるジンゲロン、ジンゲロールが血管を拡張し、血流をよくする。約400種類にものぼるファイトケミカル（植物性化学物質）を含み、体を温める作用と生殖機能改善作用のほか、免疫力促進などさまざまな効能がある「万病の妙薬」

●納豆●ピラジンやナットウキナーゼが血栓を防ぎ、血行をよくする。ネバネバ成分の

ムチンには強壮作用と肌の保湿作用がある。また、各種ビタミン、高脂血症や老化を防ぐサポニン、脳の働きをよくするレシチンなど、健康増進、抗老化成分が豊富に含まれる

**精力を強くする**

●亜鉛（セックスミネラル）の豊富な食品●牡蠣《かき》、カラスミ、パルメザンチーズ、豚レバー、抹茶、炒りゴマなど

●魚介類（エビ、カニ、タコ、イカ、貝、牡蠣、イクラ、スジコなど）●含有成分のタウリンが血管を拡張し、血流をよくして若さを保つ。エビの頭と胸のうしろにある精巣、カニのミソやアワビ、サザエのワタ、ナマコ、牡蠣、魚卵やシラコは強精効果が高い

●ゴマ●強精作用のある亜鉛を多く含むほか、ゴマの成分の約半分がリノール酸やリノレン酸など、動脈硬化を防ぎ、血液をサラサラにする脂質。最近はガン予防、二日酔いの改善に力を発揮するゴマリグナン（セサミンなど）という物質が発見され、話題になっている。毎日摂取するには、黒ゴマ8に対して粗塩2を加えたものをフライパンで炒り、すりつぶした「黒ゴマ塩」をごはんにかけて食べるのが簡単

# アルコールを適度に飲む

アルコールは、適量ならば健康や抗老化にたいへん有効な飲み物です。

適酒は血行をよくして体を温め、ストレスを発散してくれます。老化を遅らせ、寿命を延ばすとして注目されている「サーチュイン遺伝子」を活発にするためには、約7週間のカロリス（カロリー制限）が必要ですが、ワインやブドウに含まれるレスベラトロールというファイトケミカルをとり続ければ、カロリー制限なしでもサーチュイン遺伝子が活発化するといわれています。

また、適度の飲酒により、血管内皮細胞からウロキナーゼという血栓溶解酵素が産生されて血液をサラサラにし、心筋梗塞や脳梗塞などの血栓症を防ぐことが明らかになっています。

**〈アルコールの効能〉**

- ストレス発散
- 免疫力を高める

●ガン抑制効果
●善玉（ＨＤＬ）コレステロールを増やし、心筋梗塞を防ぐ
●脳卒中を防ぐ
●適酒は糖尿病のコントロールを良好にする
●適酒が脳を活性化させ、脳の老化や認知症を防ぐ
●胃液の分泌をよくして食欲をます
●適酒は沈静睡眠作用がある

ただし、これらはあくまで1日につき、日本酒なら2合、ビールなら大びん2本、ワインならグラスで2～3杯、焼酎なら水（お湯）割りで3～4杯、ウイスキーなら水（お湯）割りで2～3杯以内の適酒をした場合です。

## 簡単につくれる、体を温める飲み物

**ショウガ湯**

効能●冷え性、体のコリや痛み、生理痛、生理不順、食欲不振、腹痛、風邪のひき始め、胃腸病など

つくり方●親指大のショウガをすりおろし、紅茶こしに入れて上から熱湯をかけ、湯のみ茶碗いっぱいにする。黒砂糖、ハチミツ、プルーンなどを入れて飲む

**醤《しょう》油《ゆ》番茶《ばんちゃ》**

効能●疲れ、貧血、冷え性など

つくり方●醤油小さじ1~2杯を湯のみ茶碗に入れ、熱い番茶を注いで飲む

**梅醤《ばいしょう》番茶《ばんちゃ》**

効能●下痢、便秘、腰痛、腹鳴（お腹がゴロゴロ鳴る）、吐き気などの胃腸病、冷え性、

疲れ、貧血、風邪、気管支炎、痛みの病気、婦人病など

つくり方●タネをとり去った梅干し1個を湯のみ茶碗に入れて、果肉をハシでよくつぶし、醬油大さじ1杯を加えてよく練り合わせる。そこにすりおろしショウガのしぼり汁3～4滴を落とし、熱い番茶を注いで湯のみ茶碗いっぱいにし、よくかき混ぜて飲む

**レンコン湯**

効能●セキやのどの痛みを伴う扁桃炎、気管支炎など

つくり方●レンコン約40gをよく水洗いして、皮をむかずにすりおろし、ふきんで絞って約20ccを湯飲み茶碗に入れる。そこにすりおろしショウガのしぼり汁5～10滴を加え、塩または醬油で薄く味つけし、熱湯を注いで少し冷ましてから飲む

**ダイコン湯**

効能●発熱性の風邪や気管支炎、魚や肉などの動物性タンパク質のとりすぎによる便秘や下痢、腹満など

つくり方●すりおろしダイコン大さじ3杯をどんぶりに入れ、すりおろしショウガ小さじ1杯を加える。さらに醬油を好みで大さじ1～2杯加え、熱い番茶を注いでどんぶり

いっぱいにして飲む

**卵醤**

効能●心不全や心臓機能の低下（頻脈、むくみ）など。強壮作用が強いので、飲むのは2日に1回にすること

つくり方●茶碗に卵（できれば有精卵）の黄身1個分を入れ、黄身の4分の1から2分の1量の醤油を加えて、かきまぜて飲む

## お風呂の若返り効果

ふだんの生活の中で、一番簡単に体を温められる方法といえば、やはり入浴です。

とくに忙しいときや夏場はシャワーだけですませてしまいがちですが、ちゃんと湯船につからなければ、体が十分に温まらず、冷えは解消されません。

湯船につかる入浴は、全身の血流をよくして、すべての臓器・細胞の新陳代謝を促進して体熱を上昇させます。また、発汗や排尿を増やして、冷えの一因となる体内の余分

な水分を排泄し、さらなる体温上昇を促してくれるのです。

**〈入浴の効果〉**

（1）「温熱」が血行をよくする●お風呂の温かい湯に皮膚が触れることで、血管が拡張し、全身の血行がよくなります。その結果、酸素や栄養素が血液によって内臓や筋肉に多く運ばれ、老廃物の排泄作用も促されて血液がきれいになり、疲労回復、老化防止、病気予防につながります。

（2）「静水圧」が体を引き締める●日本式の肩までつかる入浴方法の場合、湯の水圧（静水圧）は500kgにもなります。この静水圧が皮下の血管やリンパ管を圧迫して血行をよくし、全身の代謝を活発にします。とくに下半身に位置する腎臓の血流もよくなるので、排尿量が増えて「水毒」の状態を改善し、「むくみ」「水太り」「冷え」を解消してくれます。

（3）しっとりきれいな美肌に●入浴して体温が上昇してくると汗腺から汗が出て、また、皮脂が皮脂腺から分泌され、肌の表面の汚れやバイ菌を洗い流してくれると同時に皮脂膜をつくり、肌にうるおいを与えます。入浴が、肌に備わっている自らをうるおす働きを促進させるのです。

(4)「浮力」が体をラクにする●お風呂につかると、アルキメデスの原理により、体重は通常時の10分の1以下相当になります。

これにより、足腰の筋肉をはじめ、体の関節や筋肉が常日ごろの重圧から解放され、心身のストレス解消になるほか、腰痛やひざの痛みなどがある人の動作がラクになります。温熱による血行促進とあいまって、痛みや麻痺の治療にもつながります。

(5)ストレスが解消される●ぬるめの風呂に入ると、アセチルコリンというストレス解消ホルモンの合成が促進されます。さらに、リラックスしたときに出るα波という脳波の影響で、心身ともにゆったりとしてきます。

(6)病気の予防や改善●入浴の温熱効果やリラックス効果、血行促進により白血球の働きが高められます。その結果、免疫力が高まり、あらゆる病気の予防や改善に役立ちます。

(7)血液がサラサラになる●入浴の温熱効果によって、血栓(脳梗塞、心筋梗塞など)を溶かすために備わっているプラスミンという酵素が増え、線溶能(繊維素を溶解する能力)が高まります。その結果、血液がサラサラになり、循環がよくなります。

ただし、入浴するとぐったり疲れるほど体力が低下している人や、風邪ぎみなど病気の人には、逆効果になるので要注意。入浴の効果はすべて「気分がいい」と感じられるときに得られるものなのです。

## 最適なお湯の温度は？

入浴の一番の効果は、温熱による血行促進です。では、何度くらいのお湯が効果的なのでしょうか。

人間はだいたい、38～41℃の風呂はぬるいと感じ、42℃以上になると熱いと感じます。熱い湯とぬるい湯、どちらがいいかは自分の体調やそのときの状態によって違います。つぎを参考にして使い分けるといいでしょう。

**〈熱めの湯（42℃以上）〉**

「活動の神経」といわれる交感神経系を刺激して、「血圧の上昇」「神経の興奮」「胃液の分泌の抑制」などを招きます。

肩コリや腰痛がある人は、熱めの湯に5分程度つかると痛みが改善されます。朝起きて熱めの湯を浴びると、心身がすっきりとします。何となく朝シャキッとしない人、胃潰瘍の人におすすめです。

入浴時間は10分内で。ただし、高血圧の方や胃腸の弱い方、また就寝前には向きません。

**〈ぬるめの湯（38℃〜41℃）〉**

「リラックスの神経」といわれる副交感神経系を優位にして「血圧を下げる」「脈拍を安定させる」「心身をリラックスさせる」「消化管の働きを高め食欲を増進させる」といった作用があります。

高血圧、不眠症、二日酔い、胃腸が弱い人、ストレスが多い人、疲労を感じている人に向いています。入浴時間は20〜30分、のんびりと。

## たっぷり汗をかく「半身浴」「サウナ浴」

**〈半身浴〉**

ぬるめの湯（38～41℃）の湯船の中に、小さいイスか洗面器をさかさまにして置いて腰かけ、みぞおちより下の部分だけを湯につけて長めに（15～20分）入浴します。

下半身を集中的に温めて腎臓を含めた腰から下の血流をよくするので、尿や汗がたくさん出て水毒をとり除き、体全体を温めるほか、足腰の痛みや下半身のむくみも解消されます。

肩までつかる全身浴にくらべて肺や心臓への負担が軽くなるので、呼吸器疾患や心臓・循環器疾患がある人にはとくにおすすめです。冬場で肌寒いときには肩にバスタオルをかけるとよいでしょう。

**〈サウナ浴〉**

温熱刺激による血管拡張によって血液の循環がよくなります。また、とにかく汗をかくので汗腺や皮脂腺からの汗や皮脂の分泌がさかんになり、皮膚が浄化されて肌が若々しく美しくなります。さらに甲状腺の働きがよくなるため、体全体の新陳代謝が活発になります。

冷えと水毒からくる筋肉痛や筋肉疲労、関節痛、自律神経失調症、アレルギー疾患、婦人病や胃腸病、初期の風邪に効果があるほか、冷えが遠因であるガンの予防にもなります。

ただし、酸素の消費量や心拍量も増加して心臓や循環器系に負担をかけるので、高血圧や心臓病の人は注意して、最初は短い時間から始めるようにしてください。

サウナ浴と水風呂や冷水シャワーを交互におこなうと、体表の血管が拡張と収縮を繰り返して血液循環を助け、心臓の負担を軽くしてくれます。5～10分のサウナ浴と30秒～1分の冷水浴を2～4回繰り返すのが理想的です。冷水浴は全身でつかるより負担の軽い、ヘソより下に冷水をかける方法から始めるのがおすすめです。

## 全身を温める「手浴」「足浴」

湯船につかる時間や体力がないときには、手先や足先をお湯につけるだけでも体が温まります。

手首から先を湯につけるのが「手浴」、足首から先を湯につけるのが「足浴」です。洗面器などに42℃くらいの熱めの湯を張り、手首または足首から先を10~15分ほどつけます。湯の温度が下がってきたら差し湯をしましょう。手浴、足浴どちらにも塩をひとつかみ、または1個分のすりおろしショウガを湯の中にいれると、より効果的です。

手浴は、主に肘や肩に滞《とどこお》った血や気の流れをよくするので、肩コリや肘の痛み効果があります。

手浴を2~3回繰り返したり、手浴の後に冷たい水に手を1~2分間入れる「手の温冷浴」を2~3回すると体全体が温まります。

足浴は「第二の心臓」である足の裏を温めて刺激するので、下半身の血流がよくなり、その結果全身の血行がよくなって体が温まり、発汗してきます。

とくに腰痛や膝の痛みに効果があり、腎臓の血流がよくなることで排尿が促進されるので、むくみや水太りの解消にもなります。
冷え性のために不眠になっている人には、就寝前の手浴と足浴をおすすめします。

## 「自家製薬湯《やくとう》」を楽しむ

薬湯《やくとう》とは、植物など自然のものを入れた湯です。湯がぬるいと植物の成分が十分に溶出しないので、40℃くらいの湯温で10〜15分程度入浴するのがいいでしょう。

**〈自家製薬湯の用法・効能〉**

▽自然塩
用法●ひとつかみの粗塩を湯船に入れる。入浴後はシャワーで洗い流す
効能●冷え性、水太り、風邪予防

▽ショウガ
用法●ショウガ1個をすりおろして、直接または布袋などに包んで湯船に入れる

効能●冷え性、神経痛、腰痛、リウマチ、風邪予防、不眠症

▽イチジク
用法●生または乾燥させた葉を3～5枚刻んで入れる
効能●神経痛、リウマチ、痔、便秘

▽菊
用法●葉を数枚布袋に入れて湯船に入れる
効能●擦り傷の治りを早める

▽桜
用法●生または乾燥させた葉を数枚湯船に入れる
効能●湿疹、あせも

▽ショウブ
用法●根、茎、葉を洗って湯船に入れる

効能●食欲増進、疲労回復、冷え性、皮膚病

▽ダイコン
用法●天日で約1週間乾燥させたダイコンの葉5～6枚を煮出したものを湯船に入れる
効能●神経痛、生理痛

▽バラ
用法●花を数個湯船に入れる
効能●ストレス、二日酔い

▽ビワ
用法●生または乾燥させた葉5～6枚を湯船に入れる
効能●湿疹、かぶれ、あせも

▽ミカン
用法●3～4個分の皮を天日干しして乾燥させたものを湯船に入れる

効能●冷え性、風邪の初期症状、ストレス、せき

▽モモ
用法●細かく刻んだ葉を布袋に入れて湯船に入れる
効能●湿疹、皮膚病、アトピー性皮膚炎

▽ユズ
用法●半分に切ったものをそのまま湯船に入れる
効能●神経痛、リウマチ、ヒビ、アカギレ

▽ヨモギ
用法●生または乾燥させた葉を数枚から10枚、湯船に入れる
効能●冷え性、痔、月経過多、子宮筋腫

▽レモン
用法●1個を輪切りにして湯船に入れる

効能●美肌、ストレス、不眠

## 筋肉を鍛えて老化にブレーキ

筋肉は体重の約半分を占める、いうなれば人体最大の器官です。

人間の体温の40％以上は筋肉から発生するので、運動不足になると体温が十分につくれず、冷えによって血流が悪くなり血液が汚れ、万病の下地をつくることになります。

老化とは筋力、とくに下半身の筋肉の衰えから始まる諸症状です。筋肉を動かさずして、鍛えずして、若さと健康を保つことはできません。

**〈筋肉を動かすことの効能〉**

（1）体熱をつくり、免疫力を強くする●筋肉運動や筋肉労働で発汗が始まるころには体温が約1℃上昇しています。体温が1℃上昇すると、一時的に免疫力は5～6倍になるとされています。

（2）心臓、循環器系の働きを助ける●筋肉を動かす、つまり筋肉細胞（繊維）が収縮・弛緩《しかん》すると筋肉内を走っている血管も収縮・拡張して、血流がよくなり、心臓の働きを助け、血圧を下げます。これを乳しぼり効果（milking action）といいます。
（3）コレステロールや血糖値が下がる●運動することで筋肉の量が増えると、基礎代謝（生きていくために最低限必要なエネルギー量）が高まり、体熱が上昇して血液中の糖や中性脂肪の燃焼が促され、高血糖（糖尿病）や高脂血症の予防や改善にもつながります。
また、筋肉細胞内のGLUT－4（糖輸送担体）の活性が増し、血液中にある糖分の筋肉細胞へのとりこみが促進されます。血糖値はこれによっても下がります。
（4）脳卒中を減らす●米コロンビア大学のジョスア・ウィリー博士らの調査で、ジョギングや水泳、テニスなど中～高強度の運動が脳卒中のリスクを軽減するという結果が出ています。運動が血流をよくし、脳卒中を防ぐと考えられます。
（5）肥満やメタボが改善される●メタボリック・シンドロームは、腹部の脂肪増加とともに腹腔内にある肝臓、胃腸、腹膜などの内臓にも脂肪がたまっている状態をいいます。
運動不足によって腹筋の量が減少し、その力も低下してくると、お腹の中にある内臓を保護するために、筋肉の代役として脂肪が厚くなってくるという一面があります。筋肉運動をおこなうことで脂肪細胞を小さくし、内臓を保護するお腹の筋肉が強くなれば、メタボを解消することができます。

（6）ガンの予防や再発防止●ガン細胞は熱に弱いので、運動による体温上昇もガンを防ぐ大きな力になっていると考えられます。

また、筋肉を動かすと食物の消化管移動時間が短くなり、発ガン性物質の大腸への接触時間が短くなるので、大腸ガンの発生率は運動により低下することがわかっています。

（7）記憶力の向上、脳の老化予防●筋肉を動かすと、脳の中の記憶中枢である海馬の周辺の血行がよくなり、記憶力の向上と認知症の予防につながります。

（8）うつ病を防ぎ、改善する●低気温（低体温）や日照量の不足もうつ病の要因とされています。運動すると体温が上昇するほか、筋肉細胞の中からテストステロン（男性ホルモン。女性にも男性の約10分の1が存在する）が分泌されて、自信がわき、うつ病の予防や改善に役立ちます。

## 日常の生活習慣で運動不足を解消

掃除機や洗濯機、エレベーターやエスカレーターの普及などにより、私たちの運動量は年々、減少していっています。日本人全員が、慢性的な運動不足といってもいいでしょう。現代日本人の低体温化に、筋肉労働と運動の不足が影響していることは確かです。

日ごろからスポーツをして体を動かすことも大切ですが、それ以上に、自然に筋肉がつくような運動ができる生活習慣を心がけましょう。

家や庭の掃除を率先しておこなう、駅やオフィスではエスカレーターやエレベーターをなるべく避けて階段をのぼる、昼休みのランチを少し遠い店にして、行き帰りに少し速めにウォーキングする、バスや電車を、目的地のひとつ手前の駅で降りて歩くなど、できることはいろいろあります。

後述のウォーキングやエクササイズも含めて、大切なのは少しでもいいので始めること、そしてそれを継続することです。

続けるときのポイントは、何か「楽しみ」を見つけることです。ウォーキングであれば、目的地を美しい景色のある場所にするとか、ルートの途中にあるお気に入りのカフエでひと休みする、歩き終わって家に帰ってきたらおいしいお茶を飲む、薬湯でリラックスするなど、何でもいいので「ごほうび」を設定してあげましょう。

また、運動する時間をライフサイクルに組みこむことも、継続しやすくするコツです。たとえば朝30分早く起きてウォーキングをしたり、帰宅してテレビを見ているときにエクササイズをするなど、自分のやりやすい時間に運動する習慣をつけましょう。

筋肉運動をすると、運動後も12～72時間ほど継続して筋肉細胞の代謝活性は促されるので、「少しきつめ」の運動なら、週2～3回でも十分に筋肉運動の効果が得られます。

## 手軽で理想的な運動「ウォーキング」

運動の基本中の基本で、いつでも、どこでも、誰にでもできるのがウォーキング。脂肪の燃焼を促し、血液を浄化させる手軽な運動です。

ウォーキングには、前述した筋肉運動の効能のほか、つぎのような効能もあります。

●ストレスの解消●歩くと脳からα波が出てくるほか、セロトニンやβ－エンドルフィ

ンなどのいわゆる快感ホルモンも分泌されるので、自律神経失調症やノイローゼ、うつ病などの予防・改善に役立つ

●肺の機能強化●歩くことで呼吸が深くなり、また呼気から有害物質の排出も多くなるので、風邪や気管支炎、肺ガンなどの予防になる

●足の裏の「ツボ」を刺激して内臓機能を強化●足の裏には、さまざまな臓器や器官の「ツボ」が存在している。歩くことでこのツボが刺激され、それぞれの臓器や器官の動きが活発になる

**〈効果的なウォーキングのやり方〉**

▽歩き方

背筋を伸ばし、お尻を引き締めてまっすぐ前を見て歩きます。腕は90度曲げて大きく振り、歩幅をなるべく大きくしましょう。つま先は進行方向に向け、かかとから着地します。

これが理想的な歩き方ではありますが、自分にとって歩きやすい歩き方で歩くのが長続きのコツです。

▽スピードの目安は「1分間に電柱2本分」

平均的な歩行速度は1分間に80ｍですが、年齢によって少し違います。1分間に80ｍといってもピンとこないかもしれませんが、一般的な電柱と電柱の間隔からいうと、80ｍはだいたい2本半先の電柱までの距離に相当します。歩幅は「身長マイナス１００㎝」なので、身長１６０㎝の人で約60㎝ということになります。この歩幅で1万歩けば、60㎝×１００００歩＝６㎞歩くことになります。

▽「歩数計」をつけると効果アップ

ウォーキングをするときには、「歩数計」をつけることをぜひおすすめします。カナダの大学の研究者たちが、運動嫌いの人たちを集めて歩数計を与え、ウォーキングにおける歩数計の影響を調べたところ、歩数計をもっているだけでウォーキングにおける歩数が多くなる傾向があることがわかったそうです。

## 室内でできる若返りエクササイズ

若返り効果が期待できるエクササイズを、いくつかご紹介しましょう。

運動は上半身→下半身の順にやるのが原則で、下半身→上半身とやると疲れがたまりやすいので注意してください。

**スクワット運動**

下肢と腰の筋肉強化に最適です。

やり方●（1）肩幅よりやや広く両脚を開いて立ち、頭の後ろで両手を組む（2）背筋を伸ばして胸を張り、お尻は後ろに突きだすようにして、息を吸いこみながら膝を曲げてしゃがみこむ（3）息を吐きながら、ゆっくり膝を伸ばして立ち上がる。

これを5～10回、ゆっくりおこなう（1セット）。数秒～数十秒の休みを挟みながら全部で5セット程度おこなう。だんだん物足りなくなってきたら、1セットの回数を10～20回に増やしたり、セット数を10セットに増やすなどして負荷を上げていくとよい。軽いダンベルを両腕にもっても可。

**カーフ・レイズ運動**

ふくらはぎ（カーフ）の筋肉を中心に、下肢全体の筋肉を鍛えます。スクワット運動と交互におこなうと、より効果的。

やり方●脚を少し開いて直立し、その場でかかとを上げたり下げたりする。

1セット5～10回。セット数は5～10セットから始めて徐々に増やしていくとよい。

**もも上げ運動**

膝に負担をかけずにでき、腹筋の運動にもなります。

やり方●（1）脚をそろえてまっすぐ立つ（片手を壁やテーブルにつけて、軽く体を支えても可）（2）片方ずつ太ももを引き上げる。

最初は1セット10回、5～10セットくらいから始め、だんだん筋力が強くなったら1セット10～20回、10～20セットを目指してやるとよい。

**腕立て伏せ**

背筋のピンとした若々しい姿勢を保つためには、上半身、それも背筋、僧帽筋など背中の筋力をキープする必要があります。腕立て伏せは上半身に存在する筋肉のほとんどを鍛えることができますが、とくに背筋の鍛練に効果的です。

やり方●（1）両腕を肩幅くらいに広げて床に手をつき、肘を伸ばして背筋をまっすぐにする（2）脇を締め、肘を90度に曲げて、もとの姿勢に戻る。

5～10回を1セットとし、5セットくらいから始め、だんだん筋力が強くなったら、回数を10～20回に増やしたり、セット数を5～10セットに増やすとよい。

**壁腕立て伏せ**

腕立て伏せができない人は、この壁腕立て伏せで上半身の鍛練ができます。

やり方●（1）両腕を肩幅くらいに広げて壁に両手をつき、肘を伸ばして背筋をまっすぐにする（2）脇を締め、肘を曲げて、壁に胸を近づけていき、もとの姿勢に戻る。

**バンザイ運動**

肩や肘、腕の筋肉が痛くて「壁腕立て伏せ」もできない人は、このバンザイ運動を。背筋の鍛練になるほか、胸郭を拡張し、つねに重力により下方に圧迫されている上半身の筋肉のストレスをとる作用もあります。

やり方●両足を肩幅くらいに開いて立ち、両手をゆっくりと上げ、肘とわき腹を伸ばしてバンザイをする。これを30秒間繰り返す。

**グーパー運動**

手や指先の運動になり、脳の老化防止にも役立ちます。

やり方●（1）両腕を少し開き、背筋を伸ばして立つ（2）両腕を前に突きだして拳を握り、グーをつくる（3）そのままの状態で手を広げ、パーをつくる。
これを30秒間繰り返す。

**膝曲げ腹筋運動**

腹筋が発達している人は、筋肉内にある毛細血管に多量の血が流れ、つねにお腹が温かい状態です。逆に、腹筋が弱く、お腹が冷たいと、そこに存在する臓器も血行が悪く冷たくなり、あらゆる病気にかかりやすくなります。

腸の中には体内の全リンパ球（白血球の一種）の70％以上が存在しており、免疫の中枢であるともいえます。腹筋を鍛え、腸の中が温かくなると、リンパ球の働きもよくなり、免疫力が上がることになるのです。

この「膝曲げ腹筋運動」なら、一般的な腹筋運動よりも簡単にできます。

やり方●（1）両下肢を揃えて仰向けになる（2）両方の膝を曲げながら胸に近づけていき、その後再び膝を伸ばしてもとの姿勢に戻る。

5～10回を1セットにし、途中、休憩を入れ、5セットくらいから始め、だんだんと筋肉が強くなったら、回数とセット数を増やしていくとよい。

# 3章　見た目を若くする

## 若さの決め手は健康で美しい「赤ちゃん肌」

「外見の若さ」は、肌の美しさやハリ、髪の毛の豊富さやツヤ、瞳の輝きや歯の美しさなどによって大いに影響されます。

中でも「見かけの年齢」を大きく左右するのが肌です。肌（皮膚）の重さは、体全部で約3kgといわれています。人間の体の中でもっとも重い臓器といえる肌は、いろいろな臓器と密接にからみ合っているので、健康状態と老化の程度も顕著に表します。

肌（皮膚）には呼吸作用、吸収作用、汗や皮脂の排泄作用のほか、ビタミンDを合成する作用もあります。また、免疫物質サイトカインを分泌して、免疫にも深くかかわっています。

皮膚は外側から順に、表皮、真皮、皮下組織の3つによって構成されています。

**表皮**

表皮は空気と接している部分で、成分の大部分はケラチノサイト（角質細胞）です。ケラチノサイトのキメが細かく健康なことが、見た目の皮膚の美醜に大きく関係していま

## 皮膚の断面構造

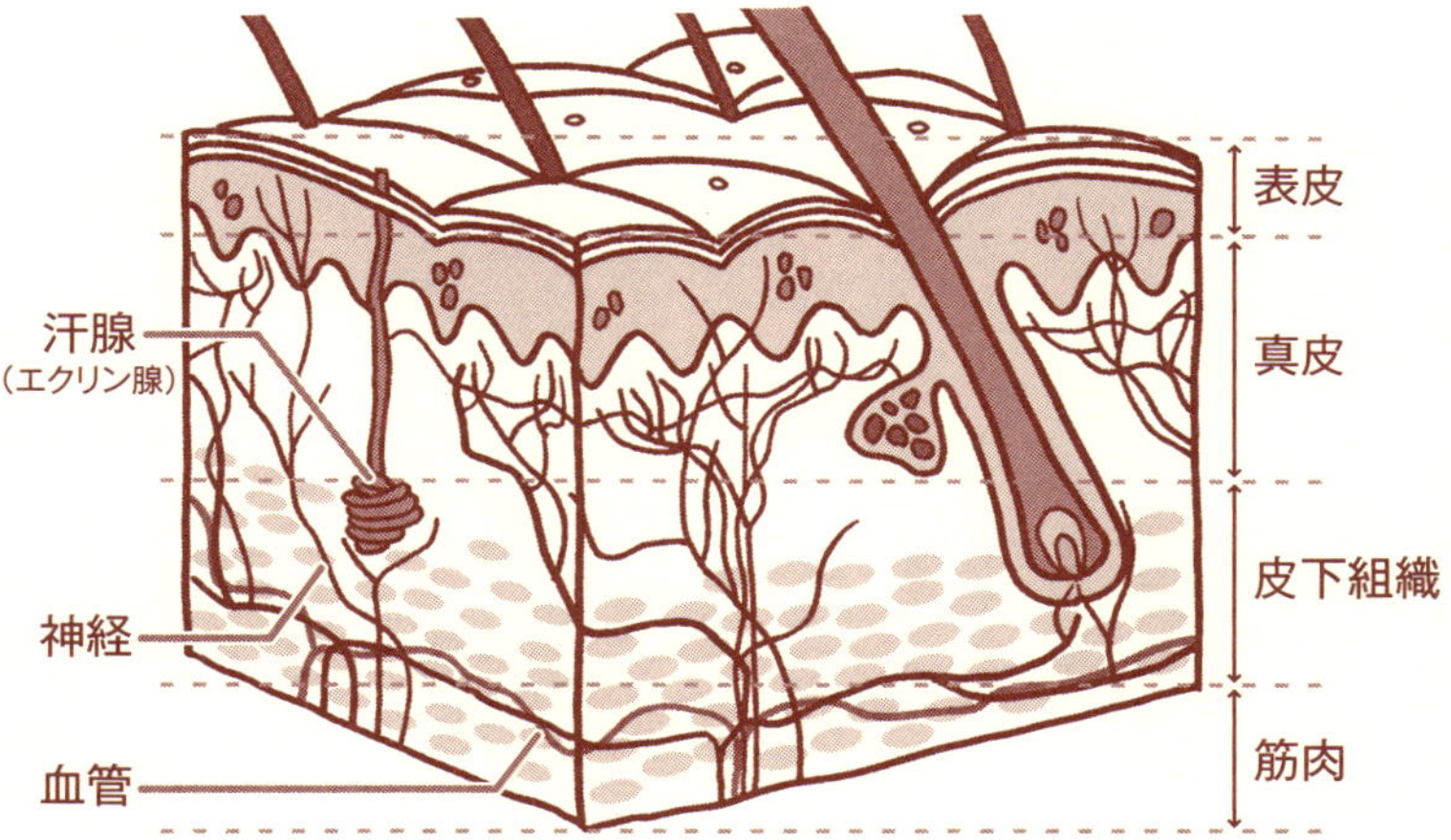


す。

ケラチノサイトは表皮の最下層（基底層）で分裂し、表皮に向かって少しずつ硬くなりながら押しだされ、最終的に表皮から脱落します。表皮がまったく新しく入れ替わるのには平均42日かかるといわれています。

### 真皮

真皮はそのほとんどがコラーゲンです。コラーゲンは白い繊維質のタンパク質で、エラスチンと呼ばれる伸縮性のある黄色い繊維質のタンパク質とともに真皮を構成しています。肌をさわったとき弾力があるのは真皮の働きのおかげです。

## 皮下組織

皮下組織はそのほとんどを脂肪細胞が占めています。体温を保ったり、エネルギーを貯蔵する役割があります。

こうした皮膚組織の中には血管が繊維に沿って走っており、栄養や酸素、水分の運搬や、皮膚でできた老廃物を腎臓や肺へ運ぶ役目をしています。また、皮脂腺や汗腺は、皮脂と水分を排泄することによって「天然の乳化クリーム」をつくり、肌にツヤとうるおいを与えています。

さて、健康な肌とは、

- 血色がよい
- うるおいとツヤがあり、やわらかい
- キメが細かい
- ハリがある
- シミやくすみがない

というのが最大公約数的なものでしょう。これはまさしく赤ちゃんの肌で、体温が高く、肌への血行がよく、肌の細胞に栄養・酸素、水分が存分に供給されて、肌への新陳代謝が活発な状態を表しています。

健康な皮膚（肌）を保つためには、適切な食べ物をとり、運動や入浴などできれいな血液をつくり、血液の循環をよくすることが、まず重要です。

## 肌の老化、三大原因とは

肌を老化させる三大因子は「乾燥、紫外線、血行不良」といわれています。

冬、大気の温度が低下して乾燥してくると、表皮細胞や角質の水分が奪われ、肌表面の柔軟性が失われます。その結果、肌がかさついたり、シワができたりします。

紫外線を過度に浴びると、表皮と真皮の境に存在するメラノサイトという細胞からメラニンという黒色の色素が過剰生産され、肌に浮き出てシミとなります。また、活性酸素が体内に大量に発生し、皮膚の細胞の遺伝子を傷つけ、皮膚ガンの原因になります。

さらに紫外線は、真皮を縦横に走っている膠原《こうげん》繊維（コラーゲン）と、その間をバネのようにつないでいる弾性繊維（エラスチン）を破壊して、肌の弾力性をなくしてしまいます。

破壊されたコラーゲンが回復するためには、血液が運んでくる水、酸素、ビタミンCなどさまざまな栄養素が必要です。ところが、肌の血行が悪いと当然、コラーゲンの再生が妨げられてしまいます。

シャワーで温浴と冷浴を繰り返すと、簡単に皮膚の血行をよくし、新陳代謝を活発にすることができます。このとき、最後は必ず冷たいシャワーで終わるようにしてください。冷浴すると、体表の血管が収縮して、体熱の放散が妨げられるので、結果的に体が温まるのです。一日に何度か冷たい水で顔を洗うのも効果的です。

肌の若さを保つためには、表皮細胞の水分を保つことと、コラーゲンの生成を促すことが大切です。そのために必要な栄養素を、毎日の食事でしっかりとることもポイントになります。

## 美肌に効く食べ物

皮膚の細胞の健康を維持するためには、ビタミン（A、B群、C、E）、種々のミネラル（鉄、銅、亜鉛、マンガン、セレニウム）やリノール酸、リノレン酸などの必須脂肪酸が必要です。

**〈美肌のために注目したい栄養素、成分〉**

（1）コラーゲンを生成するビタミンC●皮膚の弾力性を保つコラーゲンの生成を助け、メラニン色素の生成を抑え、シミやそばかすを薄くしてくれます（100ページ、美肌をつくる食べ物リスト参照）。

（2）表皮細胞をみずみずしく、すこやかに保つビタミンB群●ビタミンB3（ニコチン酸、またはナイアシン）には、表皮細胞のNMF（Natural Moisturing Factor 天然保湿因子）の生成を促す作用や、コラーゲンの合成を高める作用があります（多く含む食品●酵母、緑黄色野菜、胚芽、ナッツ類、ひまわりの種子、ピーナッツ、玄米、黒ゴマ、レバー、カツオ、イワシ、サバなど）。B15（パンガミン酸）は、皮膚をはじめ体内の組織細胞への酸素の供給を高め、組織の活性化を促す作用があります（多く含む食品●玄米や種子類、黒ゴマ、ナッツ類、レバーなど）。

（3）老化防止や若返り効果のあるビタミンE●ビタミンEは、ふつうは50回の分裂が限度とされる人間の細胞の分裂回数を増やし、結果として老化を防いでくれます（100ページ、美肌をつくる食べ物リスト参照）。

（4）活性酸素をとり除く抗酸化物質●紫外線や有害物質がシミやそばかすをつくるのを防いでくれます。ビタミン（A、B2、C、E、K）、ミネラル（亜鉛、鉄、マンガン、銅）、ポリフェノールなど（代表的な抗酸化食品●紅茶、ハーブ、ゴマ、緑黄色野菜、海藻）。

（5）肌の保湿力を高めるムチン、フコイダン●ヌルヌル、ネバネバ食品（ヤマイモ、サトイモ、オクラ、モズク、ワカメ、納豆、ナメコ、牡蠣《かき》、ウナギ、ドジョウなど）に含まれるムチンやフコイダンは肌の乾燥を予防する作用が強く、うるおいのある肌をつくります。

**〈美肌をつくる食べ物リスト〉**

▽野菜

●セロリ●ビタミン類（A1、B1、B2、C）、赤血球の材料となる鉄やマグネシウムなどのミネラルが豊富。血行をよくして血液をサラサラにするピラジンを含む

●ニンジン●抗酸化作用があり、皮膚病や肌荒れにも奏功するβカロチン（ビタミンA）をたっぷり含む。ビタミンB群、E群、鉄の含有量も多い

●ホウレンソウ●鉄、マンガン、葉酸など血液をつくるときに必要なミネラル、ビタミ

ンのほか、βカロチンやビタミンC、ビタミンEなどを含む超優良健康食品。また脳下垂体ホルモンの分泌を正常化して、体内のホルモンバランスを整え、老化を防ぐ

●サツマイモ●調理で加熱しても失われにくいビタミンCを多く含む。食物繊維のセルロースを多く含み、アマイドという物質が腸内のビフィズス菌や乳酸菌の繁殖を促して、ビタミンの合成や便通を促進。輪切りにしたときに出てくる白いネバネバした物質＝ヤラピンが便通をよくする

▽海藻

ビタミンA、B群（B1、B2、B6）C、Eなどに加え、鉄、マンガン、マグネシウムなど、造血に必要なミネラルも豊富。新陳代謝を高め、肌や髪のツヤを保つ甲状腺ホルモンをつくるヨードも豊富に含む。食物繊維が豊富で、腸の汚れをとるうえに、EPA（不飽和脂肪酸）やフコイダンが血液サラサラ効果を発揮

▽キノコ

全重量の約40％が食物繊維だけに、便秘を防ぎ、整腸作用に優れている。かさが多く満腹感を得られるのに低カロリーなので、ダイエットに最適

▽フルーツ

●アボカド●血液中のコレステロールを低下させ、肌にうるおいをもたらす不飽和脂肪酸のリノール酸やリノレン酸を多く含む。ビタミンB群、C、A、E、スクワレンなど、美肌、美髪成分もたっぷり。食物繊維も豊富なので、整腸作用や血液サラサラ効果も

●イチゴ●ビタミンCや鉄をもっとも多く含むフルーツのひとつ。食物繊維であるペクチンも豊富

●キウイ●1個（約140g）中にビタミンCを114mgも含み、1個食べるだけで1日に必要なビタミンCはとれてしまう。食物繊維のペクチンも多く含む

●レモン●抗酸化物質であるビタミンCとヘスペリジン（フラボノイドの一種）を含む。レモンの薬湯（80ページ）もおすすめ

▽茶

緑茶のカテキン、紅茶のテアフラビンやテアルビジン（カテキンがくみあわさってできる赤色の色素）は強い抗酸化作用をもつ。カテキンは血液中のコレステロールや中性脂肪を低下させるので、肥満防止効果も期待できる

▽豆、穀物

●大豆●良質なタンパク質だけでなく、ビタミンB1、B2、B6、E、Kなどのビタミン類、カルシウムや食物繊維、老化防止に役立つレシチン、コレステロール低下に役立つサポニン、リノール酸、リノレン酸などの不飽和脂肪酸を含む。また大豆に含まれるイソフラボン（ポリフェノールの一種）は、女性ホルモンによく似た作用を体内で発揮し、乳ガン、子宮体ガン、骨粗鬆症の予防に有効であるうえ、肌の保湿作用がある。整腸作用や血液サラサラ効果も期待できる

●ゴマ●リノール酸やオレイン酸などの不飽和脂肪酸が血中のコレステロールを低下させて血液サラサラに。ビタミンE、強壮作用や美肌効果のある亜鉛をたっぷり含む。含有成分のセサミン（ゴマリグナン）には強力な抗酸化作用がある。美肌と豊かな黒髪のために、黒ゴマ塩（64ページ）をご飯に振りかけて食べるのがおすすめ

●ハトムギ●内分泌臓器の働きを活発にして、ホルモンの分泌、とりわけ卵巣ホルモンの分泌と働きを促し、新陳代謝をよくする。ハトムギからのみつくられている漢方の「薏苡仁《よくいにん》」はイボ取りと美肌づくりに抜群の効果を発揮し、ハトムギ茶にも同様の効果があるといわれている

▽植物油

ゴマ油、オリーブ油、コーン油などの植物油はリノール酸、リノレン酸などの不飽和脂肪酸を多く含み、血中コレステロールを低下させて血液の循環をよくする。ビタミンEが豊富に含まれ、抗酸化作用も期待できる

▽動物性食品

●卵●卵白はタンパク価が100と、もっとも良質なタンパク質。卵黄の中に含まれるリン脂質は、脳細胞や神経細胞の構成成分で、知能や記憶力の向上に役立つほか、老化の防止に不可欠な物質。リン脂質のひとつであるレシチンは、血液中のコレステロールを下げて血液をサラサラにする効果がある。ビタミンAや亜鉛などもたっぷり含まれている

●牡蠣●ビタミンB群や鉄、銅、マンガン、ヨード、カルシウム、亜鉛などのミネラルが豊富に含まれているので、赤血球の生成を促し、血色をよくする

●ウナギ●皮膚や粘膜の健常性を保つのに必要なビタミンAやレチノールを存分に含み、若返り効果のあるビタミンE、美肌づくりに必要なコラーゲン、血液の流れをよくするEPA（不飽和脂肪酸）が豊富に含まれている

●カレイ、ヒラメ●高タンパク、低カロリーでダイエット食にぴったり。背ビレの下や尻ビレの付け根の縁側と呼ばれる部分に、コラーゲンを豊富に含む
●サバ●EPA（不飽和脂肪酸）や美肌効果のあるビタミンB2、造血に必要な鉄分がたっぷり含まれている

## 肌トラブル対策(1) シワ、シミ

**シワ**

コラーゲンが少なくなるとシワやたるみが生じます。また、ビタミンAが欠乏すると、皮膚や粘膜の乾燥と角質化が進み、いわゆる乾燥肌になり、シワが生じやすくなります。シワ対策には、コラーゲンの生成や働きに必要なビタミンA、C、E、中でもコラーゲンをつくるオキシプロリンの材料となるビタミンCを存分にとることが大切です。

シワ退治には「温湿布」もおすすめです。朝の洗顔後、小さいタオルをお湯で濡らして軽くしぼり、それを1～2分、顔や首などシワの気になる部分にあてます。その後、冷

水をかけてタオルで拭きます。仕上げに塩水（コップ1杯の水に塩小さじ2分の1を溶かす）をコットンになじませ、軽くパッティングするとさらに効果的です。

**シミ**

シミの原因としてよく知られているのは紫外線ですが、それだけではありません。瘀血《おけつ》＝汚血のある人は、皮膚から老廃物を排泄して血液を浄化しようというメカニズムが強く働きます。そうした老廃物が皮膚に沈着してシミとなって残るのです。シミをつくる代表的な老廃物として、脂肪が酸化してできる老化物質のリポフスチンがあります。

ストレスもシミの原因になります。ストレスがたまると自律神経が乱れて交感神経系が緊張し、活性酸素が発生してシミができやすくなります。また、内臓障害やカフェインのとりすぎなどもシミの原因になります。

シミ対策としては、紫外線の防止だけでなく、あったため断食などで瘀血を解消することが効果的です。あったため断食を続けることで、できてしまったシミも薄くなったり、消えたりします。ビタミンCをたっぷりとり、ストレスのない生活をすることも大切です。

## 肌トラブル対策(2) 乾燥肌・肌荒れ、脂性肌

体温が低く血行の悪い人に乾燥肌が多い傾向があるので、まずは入浴や運動、陽性食品の摂取などで体を温めることがポイントです。つぎのことを実行しましょう。

**乾燥肌・肌荒れ対策**

(1)皮膚の代謝に深く関係しているビタミンAの多い食物をとる
(2)弱酸性の化粧品を使い、就寝前のクリームを欠かさない
(3)ゴマを食べる(リノール酸やビタミンEを含んでおり、血行をよくする)
●黒ゴマ塩(64ページ)をご飯にたくさんふりかけて食べる
●ゴマ湯(400mlの水に黒ゴマ15gを入れて、半量になるまで煮つめたもの)をゴマごと毎日飲む
(4)生ジュース(ニンジン2本、リンゴ1個、レモン半個)を飲む
(5)ヌルヌル・ネバネバ食品をとる(ムコ多糖類やムチンが含まれており、保水性が抜群)

（6）ヤマイモ梅干し（100gのヤマイモまたはナガイモの皮をむいてスライスし、梅干1個の果肉とあえて刻みノリをのせる）を毎日食べる。梅肉は皮膚の血行をよくする

（7）ハトムギ茶を飲む

（8）ユズの薬湯（80ページ）で入浴する

**乾燥を防ぐ水分のとり方**

とりすぎると体を冷やしたり、水太りの原因になったりする水分ですが、不足しても細胞は乾燥してしまいます。つぎの点に気をつけて、適切に摂取することが大切です。

●冷たすぎる飲み物は控える●夏でもできるだけ温かい飲み物にしたり、ニンジン・リンゴジュースやショウガ紅茶など、体を温めるものを飲む

●汗をあまりかかない人は、とりすぎに注意●一日に出る尿の量や回数が少なかったり、汗をあまりかかない人は、自分が排泄する量に合わせて飲むようにする

●真水よりもスポーツドリンク●細胞内に糖質やクエン酸、リンゴ酸などの有機酸、ナトリウム、カリウム、マグネシウム、カルシウム、塩素などのミネラルが必要十分に存在すると保水性が増す。真水よりもスポーツドリンクやコブ茶、小梅を入れた番茶

などを飲むといい

**脂性肌の対策**

外から皮脂をとり除くだけでなく、食事などで体質改善することが必要になります。つぎのことを実行しましょう。

(1) 洗顔を1日数回おこない、肌をつねに清潔に保つ

(2) 脂肪代謝にかかわっているビタミンB2をはじめとするビタミンB群の多い食品をとる

## 顔を若返らせる「マッサージ」と「リフトアップ運動」

**マッサージ**

顔の老化を防ぐには、マッサージが有効です。マッサージは血液とリンパ液の流れを活発にして血流量を増やし、皮膚温を高め、皮膚に酸素と栄養を供給し、また老廃物を

外に出してくれるので、肌のハリを保ち、シワを予防するほか、くすみをとる効果もあります。

さらに、真皮の中のコラーゲンの合成を促し、プロテオグリカンというＮＭＦ（Natural Moisturizing Factor 天然保湿因子）の合成を増やす働きもあります。

マッサージの方法はいろいろありますが、目的は「肌の血行をよくすること」なので、あまり形にとらわれず、自分が一番やりやすく長続きする方法でいいでしょう。

一例として、私が効果的だと思う方法をご紹介します。この方法でマッサージすると、顔面の筋肉に十分な刺激を与えられます。肌の表面を軽くなぞるのではなく、押すようにして刺激を与えるのがポイントです。

**マッサージの手順**

（１）右の手のひらを下顎のところにあてがう

（２）手のひらに軽く力を入れ、内側に円を描きながらマッサージ

（３）マッサージしながら、頬、目尻、目の上を通って、額までのぼっていくという動作を数回繰り返す

（４）その後、左の手のひらを下顎のところにあてがい、同様に額までマッサージ

## リフトアップ運動

リフトアップ運動は、肌が若返るだけでなく、小顔になる効果もあります。

自分の指を使って、顔の筋肉に負荷をかけていきます。指ひとつだけでも顔の筋肉にとってはちょうどいい刺激（負荷）になります。顔の筋肉が鍛えられると、たるみの予防や改善になるだけでなく、肌の血色がよくなってきます。

また、リフトアップ運動をすると、ふだんは動かさないような筋肉を刺激するので、表情も豊かになります。つぎにご紹介する方法で、週2〜3回おこないましょう。

●おでこのシワを予防●左右の人差し指を眉にあて、指をもち上げるようにして15〜20秒間上げる。3セットおこなう

●目の下のたるみ、小ジワの予防●両手の親指と人差し指で円をつくり、目のまわりに添えて、上下に目を大きく開く。下まぶたを下げる。1回15〜20秒間。3セットおこなう

●フェイスラインをすっきりさせる●（1）片手の人差し指と中指を口の中に入れ、下の歯の裏側を押し下げながら、口を閉じるようにする。1回15〜20秒間。4セットおこなう（2）両手を顔の前で合わせ、親指を顎の下にあててもち上げながら、顎を下に引き、60秒間保つ。1セット。60秒間を1回おこなう

●目元のハリをだす●左右の人差し指を眉にあて、目を左下、左上、右上、右下の順に5秒ずつかけながら動かし、動かしたところで5秒間静止する。3回おこなう
●二重あごをすっきりさせる●両手を重ねて顎の下に添え、顎をもち上げながら、顎を下に引き、60秒間保つ。1セット
●若々しい表情を手に入れる●両手の人差し指をそれぞれの口角（口の端）にあてて軽く押さえる。笑顔をつくるようなイメージで口角を上げる。1回20秒間を3セットおこなう

## 自分でつくれる美肌&若返り化粧品

美容成分を豊富に含み、安くて簡単に手に入る自然の材料を組み合わせた、美肌&若返り効果のある化粧品のつくり方をいくつかご紹介します。

**〈キュウリ、ハチミツ、卵白を使った化粧品〉**

「自然の収れん剤」であるキュウリと卵白、NMF（天然保湿因子）を含み、肌をしっ

とりとやわらかくする作用があるハチミツを使った化粧品です（ハチミツは、血管が透けて見えるような肌質の人にはおすすめしません）。

▽キュウリ&ハチミツ

キュウリ2本（約２００g）をジューサーにかけ、大さじ3分の1杯のハチミツを入れてよくかき混ぜる。このキュウリ&ハチミツ水にコットンをひたして、顔や首につける。そのまま拭きとらずにひと晩おく

▽ハチミツ&レモン

冷水1カップ（約１８０cc）に、大さじ1杯のハチミツを溶かし、茶さじ1杯程度のレモンのしぼり汁を加える。これにコットンをひたして顔、首、手につける

▽卵白&ハチミツ

卵1個分の卵白と、大さじ2分の1杯のハチミツを茶碗に入れてかき混ぜ、手で直接、顔や首につける。そのまま15分くらい横になって休んだあと、冷水で洗い、乾いたタオルで拭きとる

〈肌質別ローション〉

洗顔後や肌を引き締めたいときに顔全体に塗ります。塗ったあと、両手で顔を覆うと成分が浸透しやすくなります。

煮沸消毒した保存容器に入れ、冷蔵庫で保存すると1週間程度もちます。使う前によく振ってください。

▽普通肌ローション

乾燥ハーブ（ミントまたはカモミール）小さじ1杯に沸騰《ふっとう》したお湯を注ぎ、1時間おいてからこして、ウォツカ大さじ1杯を入れて混ぜる

▽脂性肌ローション

アロエの葉100gを冷蔵庫で2週間保存してから細かく切り、適当な容器に入れ、ウォツカ50～75㎖を注いで1週間おいてからこす

▽乾燥肌用ローション

バラの花びら数枚を細かく切り、適当な容器に入れて熱湯を注ぎ、冷めたらこす

## 安全で肌が喜ぶナチュラルパック

パックは、肌を温めて代謝を促進させることで、細胞レベルから若さをよみがえらせる優れた方法です。野菜やフルーツを使った「ナチュラルパック」は、口に入れてもいい材料だけを使っているので、どんな肌の状態や年齢の人も安心して使えます。

**〈パックをするときのルール〉**

（1）パックの前にていねいに洗顔し（お風呂のあとが理想的）、温かいタオルを2〜3回あてて肌を温める（肌がだんだん冷えていく際に一番よく成分が吸収されるため）
（2）目のまわりと鼻の下はデリケートな部分なので避ける
（3）パックをしているときは、できるだけ横になり、リラックスした状態を保つ
（4）15〜20分を目安にする（パックの種類によって多少の違いあり）
（5）パックをしたあとは冷水で顔をよく洗う（フルーツなどの成分が残ったまま日光にあたったりすると、肌に悪影響を与えることもある）

▽カモミールパック（ニキビや吹き出物、シワやくすみに効果的）
小さな鍋にカモミール大さじ1杯を入れてお湯100ccを注ぎ、一度わかして水筒などに入れてフタをし、10〜15分蒸らす。フェイスタオルなどにハサミで鼻が出るように穴をあけたものをひたし、少し絞って顔にあてる。その上にラップをして乾いたタオルをのせ、15分おく。

▽卵黄パック（栄養の足りない肌や、シワに効果的）
卵の黄身半個分にハチミツ小さじ1杯（乾燥肌の人は、さらにバージンオリーブオイル小さじ1杯）を加える。顔に塗って15分置き、ぬるま湯で洗い流す。

▽ジャガイモパック（むくみに効果的）
すりおろしたジャガイモ大さじ1杯に、牛乳大さじ2杯と小麦粉大さじ2杯を加えて混ぜ、顔にのせて15分おいたら洗い流す。

▽イチゴパック（肌をなめらかにし、弾力性を高める）
イチゴ10個をミキサーにかけ、ティッシュペーパーなどで吸いとり、顔にあてて15分

おいたら洗い流す（万一顔が赤くなっても、イチゴの色素なので問題なし）。
▽レモンパック（朝晩おこなえば、シミやそばかすに効果的）
レモンまたはグレープフルーツをしぼり、コットンにつけて顔に塗り、10～15分おいたら洗い流す。
▽ヨーグルトパック（肌を清潔にし、栄養を与えるほか、美白効果も）
プレーンヨーグルトをスプーンで顔にのばし、20分ほどおいてぬるま湯で洗い流す。
▽ハチミツ&生クリーム（肌をしっとりとやわらかくする）
ハチミツ小さじ1杯に生クリーム大さじ1杯を混ぜ、顔に塗って15分ほどおき、ぬるま湯で洗い流す。
▽乾燥肌用・トマトパック
トマト1個をすりおろし、片栗粉小さじ1杯とバージンオリーブオイル小さじ1杯を混ぜて顔にあて、5～20分おいてぬるま湯で洗い流す。

▽脂性肌用・ブドウパック

ブドウ2〜3粒をつぶして、出た汁をそのまま肌にあて、15〜20分おいて洗い流す。

▽美白用・卵白パック

卵白1個分に、レモン汁小さじ2分の1杯を入れてしっかり泡だて、泡を顔に塗る。乾いたらそのつど塗りながら15分置いて洗い流す。

## 漢方薬で肌質改善

美容用の漢方薬といえば、駆瘀血剤《くおけつざい》（血行をよくして瘀血を改善し、肌をきれいにする）の「桂枝茯苓丸《けいしぶくりょうがん》」です。

これは生理不順、生理痛、冷え、のぼせ、肩コリ、頭痛、めまいなどにも用いられますが、シミ、そばかす対策、美肌づくりの妙薬でもあります。

「桂枝茯苓丸」は体力が中程度の女性に用いるもので、体力や体質によってはつぎの薬がおすすめです。

- 体力がなく色白ぽっちゃりタイプの人●「当帰芍薬散《とうきしゃくやくさん》」
- 体力がなく乾燥肌で色ツヤが悪い人●「四物湯《しもつとう》」
- 体力が充実して赤ら顔、便秘がちな人●「桃核承気湯《とうかくしょうきとう》」

いずれも、ハトムギだけからつくられた「薏苡仁《よくいにん》」と一緒に服用すると、さらに美容効果が高まります。用法・用量についてはそれぞれの製品や薬剤師の指示を守りましょう。通常、1回1袋を1日3回です。

## 髪の若さを保つ

頭皮の血行不良、血液中の栄養不足や老廃物の増加によって、抜け毛や白髪、ツヤのない髪や枝毛、コシのない不健康な毛髪がつくられてしまいます。乾燥、紫外線、カラーリングやパーマの液剤などによっても毛髪は傷みます。

〈髪の健康に対する赤信号〉

●髪が細くなり、切れやすくなる

●髪が枝分かれしたり、ふくらんだ部分や細い部分が存在するようになる

●髪に「コシ」や「ハリ」がなくなる

〈髪の毛の健康と美しさを保つポイント〉

（1）血液をきれいにする。とくに、つぎの食材を積極的にとり入れるようにする

●血行をよくするビタミンE（小麦の胚芽、玄米、大豆、ゴマ、植物油などに含まれる）やEPA（魚の油）

●甲状腺の働きをよくするヨードを含むワカメ、ヒジキ、コンブ

●毛髪の栄養となるコラーゲンを含むヌルヌル食品（サトイモ、ヤマイモ、納豆、オクラなど）

（2）ブラッシング●頭皮の血行をよくし、頭皮の汚れをとるために、1日30〜40回のブラッシングを。頭皮を傷めず、静電気も起きない獣毛のブラシがベスト

（3）マッサージ●両方の手の指先を頭皮にあて、頭皮をマッサージして血行を促す

（4）洗髪●頭皮の呼吸と血行を妨げる要因となるフケ、ホコリ、アカをとる。爪を立

てず、指の腹で頭皮をマッサージするように洗髪する

（5）下半身強化●白髪や抜け毛は老化のひとつのサイン。「老化は足腰から」くるので、ウォーキングやスポーツで足腰の筋肉を鍛えたり、根菜類をしっかり食べる

## 瞳と歯を輝かせる

「明眸皓歯《めいぼうこうし》」という言葉があるように、「明るい瞳と白い歯」こそは、若さと美しさの象徴といえるものです。

下半身の力の低下と、歯や目の弱りとは並行して表れてくるので、歯と目の健康には下半身強化が大切です。そのほかに、若々しい印象の目と歯を保つためのポイントをご紹介します。

**〈目、目元〉**

▽目の運動

瞳を輝かせるためには、眼球およびその周辺の組織への血行をよくすることが大切で、

それには以下の運動が効果的です。
（1）まぶたをぎゅっと閉じ、ぱっと開く動作を3～5回繰り返す
（2）眼球を上下、左右、右斜め上、左斜め下、および左斜め上、右斜め下に10回ずつ動かす
（3）眼球を時計回りと、反時計まわりに10回ずつ動かす

▽目元のナチュラルパック

目の周囲はくまやたるみが出やすい部分です。目元を若々しく保つナチュラルパックを、週に2～3回を目安に試してみてください。
（1）ハーブティナチュラルパック●１００㎖の熱湯にカモミール大さじ１杯を入れ、10～15分おいて少し冷まし、コットンやティッシュをひたしてまぶたにのせる
（2）紅茶ナチュラルパック●冷やした紅茶にコットンやティッシュをひたしてそのままのせる
（3）アボカドパック●アボカド適量をすりつぶして目の周囲に塗り、その上から濡らしたティッシュをあて、10～15分置いてぬるま湯で洗い流す
（4）塩水ナチュラルパック●ぬるま湯適量に粗塩大さじ１杯を溶かし、コットンやテ

イッシュをひたしてまぶたにのせる

（5）じゃがいもナチュラルパック●すりおろしたじゃがいもに牛乳と小麦粉を混ぜ、その水分をコットンやティッシュに吸わせてまぶたにのせる。ジャガイモのスライスをまぶたにのせても可

〈歯〉

▽十分なブラッシング

歯周病など歯と歯ぐきの病気は血行不良が原因なので、ブラッシングを十分にして、歯ぐきの血行をよくすることが重要です。

▽よく噛んで食べる

食べ物をよく噛んで食べるようにすると、歯ぐきの血行がよくなるだけでなく、唾液の分泌もさかんになります。すると唾液に含まれるＩｇＡ（免疫グロブリンＡ）をはじめとする免疫物質による細菌に対抗する力が強まり、歯や口の中全体を清潔にする作用もよく働くようになります。

▽舌体操

舌を出したり引っこめたりする、舌を出して上下左右に動かす、という舌体操をすると、唾液がよく分泌されて歯の洗浄が十分になされ、歯を白く美しくし、虫歯や歯周病から守ることにつながります。

## 「むくみ」「肥満」解消メニュー

美肌を損なう原因となる便秘や、若々しい体型維持の敵である「むくみ」「肥満」を解消するポイントをご紹介します。

**むくみ解消メニュー**

むくみやたるみは細胞と細胞の間に存在する余分な水が原因。よって利尿を促す食物をしっかりとることが肝要です。つぎのことを実行しましょう。

（1）ゆで小豆を毎食とる（小豆は強力な利尿作用のあるサポニンを含む）

（2）リンゴを1㎝くらいの厚さに切ってアルミホイルで包み、黒焼きしたものをお茶

と一緒に食べる
（3）キュウリの浅漬けや塩もみを毎朝食べる（キュウリに含まれるイソクエルシトリンに利尿作用がある）
（4）ショウガ紅茶を1日3杯以上飲む
（5）卵醤を2日おきに飲む
（6）半身浴や足浴で腎血流を増加させ、排尿を促す
（7）腹ばいになり、腎臓の位置（腰部）にショウガ湿布（布袋に入れたすりおろしショウガを水に入れて沸騰寸前まで温めたあと、70℃くらいまで冷まし、その湯にひたしたタオルをあてる）をすると腎臓への血流がよくなり、排尿が増す
（8）ウォーキングやスポーツ●筋肉を動かすと乳搾り効果が促され、むくみの原因である水分を血液が腎臓のほうへ持ち帰ってくれる

**肥満解消メニュー**

体内の余分な水を汗や尿で出すこと、便通をよくすることに加え、脂肪や糖分を燃やす原動力である熱を出すため、体を温めることが大切。
（1）食べ物は色に注目。青、白、緑より赤、黒、だいだいの食べ物を食べる

（2）海藻、豆類、こんにゃく、黒ゴマ、玄米など食物繊維の多いものをとる

（3）ゆで小豆を食べる

（4）筋肉運動、入浴、サウナをおこなう

# 4章　心を若くする

## 心の若さが肉体年齢も若くする

実年齢よりずっと若く美しく見える人には、つねに前向きで明るく、好奇心旺盛で、何かにつけ感謝、感激、感動をする人であるという共通点があるようです。

そのような「心の若さ」は、精神年齢はもちろんのこと、外見の年齢や生理（肉体）年齢をも若くします。

「うれしい」「楽しい」「幸せだ」というプラスの感情は、体温を高め血行をよくして、甲状腺や副腎、卵巣などの内分泌臓器の働きを促します。つまり、若返りホルモンの分泌がさかんになって、若々しく美しくなるのです。

心が安定すると顔つきは穏やかになり、怒りジワや泣きジワもなくなっていきます。いつも不機嫌な表情をしている人よりも、笑っている人のほうが外見的にも若々しく、美しく見えるのは、いうまでもありません。

つねにチャレンジ精神を忘れず、楽しい気持ちでいることは、頭と心の若さにとって欠かせない条件です。

私はこれまでに5回、コーカサス地方の長寿村を調査のために訪れています。そこで出会った長寿者たちに「長生きの秘訣《ひけつ》は？」と尋ねると、「なるべく多くの友人をもつこと」「90歳以上の長寿者たちでつくっている合唱団で毎日歌うこと」「友人を家に招き、または招かれて宴会をすること」などという答えが返ってきます。

彼らはみな働き者で、大家族制のもと、大勢の人々と毎日を楽しく暮らし、気持ちのうえでいつも「喜んでいる」ので、長生きしているといえます。

さまざまな調査の結果などからも、友人や知人を多くもち、つねに前向きな気持ちで、人生を肯定的に楽しく生きることが、若さと健康、長寿に結びつくと考えられます。若々しくあるためには、体だけでなく心も若く保つことが必要なのです。

## 楽天的なほど若くて健康

オランダの「ジェットフェン高齢者研究」の調査では「楽天的である人ほど『うつ傾向』が少ない」「楽天度の高い上位3分の1の人は、下位3分の1の人に比べて死亡リスクが55％も低い」という結果が出ています。

また、アメリカでおこなわれた別の調査では、「生まれつき心配性の人、ものの考え方や見方が悲観的な人は、30〜40年後に認知症にかかるリスクが、そうでない人に比べて30〜40％も高い」ことがわかっています。

私たちの体内のさまざまな内臓や内分泌器などは、自律神経の働きによって調整されています。自律神経には「活動の神経」といわれる交感神経と、「リラックスの神経」といわれる「副交感神経」があり、たがいに拮抗・協調して働いています。

楽天的な人は副交感神経が優位に働いており、心配性の人はつねに交感神経が緊張している状態です。

考え悩む（精神的なストレスが高まる）と、交感神経の働きが亢進《こうしん》し、血管を緊張させて血行を悪くし、血圧の上昇、免疫力の低下を招きます。その結果、老化が進んでしまい、病気にもかかりやすくなるのです。

免疫をつかさどる白血球のうち、とくに重要なのがガン細胞やウイルスをやっつけるNK細胞とされます。このNK細胞を弱らせる一番の要因は、まじめな性格や生活からくるストレスであるといいます。

フィンランドで「健康診断をこまめに受け、医師の健康指導にまじめに従って実行したグループ」と、「健康診断も受けず、好き勝手な気ままな生活をしているグループ」を15年間追跡調査したところ、後者のほうが疾病《しっぺい》率も低く、自殺する人も少なかったという、有名な「フィンランド症候群」とよばれる研究結果があります。

やはりあまりまじめすぎない「いい加減（ちょうどよい）」な性格や生活をするほうが、健康や若さを保つにはいいようです。

## 「体の冷え」が「うつ」を呼ぶ

うつ病に代表される「心の病気」は、体や容貌を老けこませることにもつながります。うつ病の人は、午前中調子が悪く、午後から改善してくるという傾向があります。それに一番影響しているのが体温です。

つまり、うつ病の原因は冷え＝低体温にあると自然医学では考えます。したがって、筋肉運動や労働、入浴などで体を温め、陽性食品をしっかりとることが治癒の原動力になります。

とくに、ショウガとシソの葉は「気を開く」、つまり気分をよくする作用があるとして「うつ」に用いる漢方薬の「半夏厚朴湯《はんげこうぼくとう》」の成分にもなっています。ショウガ紅茶やショウガ湯をよく飲むほか、シソの葉10ｇをコップ1杯の水で煮て半量にし、1日3回に分けて温めて飲むのもおすすめです。

また、肉類の脂肪のアラキドン酸が脳内でβ-エタノールアミンと結合すると「アナンダマイド」という多幸感、陶酔感をもたらす物質に変わり、勇気ややる気を起こさせることがわかっています。赤身の肉は体を温める食べ物でもあるので、「うつ」の予防や改善には効果的といえます。

睡眠が浅い、眠れないなどの不眠は「うつ」の症状のひとつでもありますが、眠れないと訴える人の大半が冷え性の人です。

手足が冷えるため、健康の大原則である「頭寒足熱」とは逆の「頭熱足寒」状態になってしまうのです。こうなると頭に血がのぼり、脳内が充血するため、脳の神経が休まらず、ぐっすり眠れなくなります。

就寝して体温が下がっていくときによい眠りにつくためには、就寝前に体温を上げておくのがポイントです。

入浴は37~39℃のぬるま湯に20分くらいつかり、アルコール好きな人は入浴後に軽くアルコール(ビールより体を温める赤ワインや日本酒がおすすめ)を飲んでもいいでしょう。手足の冷たい人は、足浴または手浴を5~10分おこなうのも効果的です

## これで認知症は予防できる

脳の健康維持や老化防止も、いつまでも若々しくあるためには重要です。最新の研究で、意思の決定や行動・感情・記憶などをコントロールする脳の司令塔である「前頭前野」の活動の衰えが、認知症の最大の原因ということが明らかになりました。したがって、認知症の予防・改善には「前頭前野」を上手に刺激することが大切です。

それを踏まえて、認知症予防のために今日からすぐにできることをあげておきます。

**読み書き計算**

読書や簡単な計算（暗算や消費税の計算など）が、もっとも前頭前野を活性化させることがわかっています。とくに立ったまま読書をすると、座って読むより脳血流が20％増加して効果が増すといわれているので、電車の中での立ち読みは認知症予防にうってつけです。

新聞を毎日読む、日記をつける、家計簿をつけるなども脳の活性化につながります。

**よく噛む**

「咀嚼《そしやく》中は、大脳の血流量が10～20％も増加する」「入れ歯や虫歯の数が少ない人ほど大脳の働きがいい」「ガムを噛みながら授業を受けると、記憶力、集中力が増す」（ドイツの心理学者・レール教授の報告）ことがわかっています。

**音楽を聴く、カラオケを歌う**

音楽は脳神経、とくに海馬を刺激して記憶力を高めてくれます。毎分60～64ビートのバロック音楽、周波数３５００～４５００ヘルツの高周波の曲がベストなので、モーツァルト、バッハ、ビバルディがおすすめです。カラオケで歌うと、脳からは快感ホルモンのβ－エンドルフィンやドーパミンが分泌され、ストレス解消や免疫力アップ、認知症予防に効果的です。コーカサス地方の１００歳を超える長寿者たちは「長寿の秘訣」に「歌うこと」をあげていましたが、それも納得がいきます。

**手や指先を動かす**

手は「第二の脳」といわれ、手を動かすと脳血流もよくなります。料理を積極的におこなったりしましょう。また、グーパー運動（90ページ）も有効です。

**外国語の勉強をする**

新しい言語の習得は、脳の前頭前野を強力に刺激します。

**黒砂糖、ハチミツなどで糖分をとる**

記憶力を高めるＦＧＦ（Fibroblast Growth Factor 繊維芽細胞増殖因子）は、血液中の糖分（血糖）が上昇すると活性化します。糖分摂取にはビタミンやミネラル類を豊富に含み、老化阻止に効果的な黒砂糖、ハチミツ、あるいはチョコレートなどを口にするのがおすすめです。

そのほかにも、つぎのことも脳の老化を防ぐために役立ちます。

- 認知症になりにくい睡眠時間とされる7～7・5時間の十分な睡眠を毎日とる
- ウォーキングやストレッチなど軽いものでいいので継続的に運動する
- やる気をだし、精神面の安定をもたらすセロトニンの原料となるトリプトファンを含む大豆、魚介類、小麦の胚芽をしっかりとる
- 大豆製品を食べて脳の働きを活性化させるイソフラボンを最低1日50㎎（豆腐なら半

丁、納豆なら1パック）とる

## 「笑う」人から若返る

「笑う」ことが血液中のNK細胞の活性を増して免疫力を上げ、ありとあらゆる病気の予防や改善に役立つことは、これまでのたくさんの研究で証明されています。

私たちが呼吸で息を吸うときは交感神経が働き、息を吐くときは副交感神経が働きます。

「笑う」という行為は、呼気の時間を長くしてくれるので、リラックスの神経である副交感神経がよく働きます。その結果、脳からはβ－エンドルフィンが分泌されて、血行がよくなり、リンパ球（NK細胞はリンパ球の一種）が増えて、免疫力も上がります。

さらに、笑うと腹筋、横隔膜（これも筋肉）、大胸筋、背筋、僧帽筋などの筋肉も大いに動かすので、体温が上昇して血行がよくなり、免疫力がますます上がります。腹筋が動くとお腹の中も温まり、腸の中のリンパ球が活性化するという一面もあります。

アメリカ・メリーランド大学の心臓学研究所のミラー所長は、大笑いすることにより血管の内皮細胞が拡張して、血栓を溶かすウロキナーゼの分泌がよくなると発表しています。また、筑波大学大学院の林啓子准教授がおこなった調査によると、落語鑑賞のあとに測定した糖尿病患者の血糖値は、糖尿病に関する講義のあとに測定したそれよりもずっと低かったといいます。

笑うことで腹筋が動き、糖が消費され、副交感神経もよくはたらいて、インスリンの分泌や働きがよくなった結果、血糖値が下がったと考えられます。笑うことは血栓症(心筋梗塞、脳梗塞)や糖尿病の予防にもなるのです。

笑うと顔面の筋肉も動くので、顔面の血行がよくなり、顔色が明るくなって、若々しい印象になります。まさに笑う門には若さや健康という「福」が来るのです。

## 「もう40歳」より「まだ40歳」

「不幸の種はマイナス思考」とよくいわれますが、同じ物事でも、つねによいほうを見て、現状を肯定するというプラス思考をすると、ストレスがやわらぎ、毎日が楽しくなるものです。

「いつも明るく前向きで、グチをこぼさず、物事を肯定的にとらえて生きる人」は、脳内の快感ホルモンのβ-エンドルフィンやセロトニンの分泌が促され、血行がよくなるので、若々しく健康でいられます。

「もうこんな年だし、これからは老けていく一方だ」などと思い始めてしまうと、本当に老けこむものです。「人間はだんだん年をとっていくものだと始終考えていることほど、人間を迅速に老いさせるものはない」と、ドイツの物理学者リヒテンベルクはいっています。老人学の世界的権威であるアメリカのカムフォートは「老化の75%までは、自己願望の表れである」と喝破しています。

「もう40歳だ」と思うより「まだ40歳だ」と考えるほうが、気分がいいはずです。

「人は信念とともに若く、疑惑とともに老いる。希望あるかぎり若く、失望とともに老い朽ちる」という、アメリカの詩人サミュエル・ウルマンの詩の一節を、心にとどめておきたいものです。

# 「楽しいこと」が若返りのパワーに

画家や書家、彫刻家などの芸術家は、食事や運動などにあまり気をつかっていないように思われるのに、概して長生きであることに驚かされます。

日本画家の横山大観画伯は、毎日日本酒を2升飲み、タバコ１００本を吸いながら、90歳まで元気に活躍されました。１０８歳まで長生きされた彫刻家の平櫛《ひらくし》田中《でんちゅう》翁は、「60、70歳は鼻たれ小僧、男盛りは１００歳から」が口癖だったといいます。

自分の好きなことを仕事にしていることが精神の安寧《あんねい》（副交感神経優位）につながっていることに加え、「今度はこれを描こう」「あれを彫ろう」という情熱をもち続けているので、体熱も高く、免疫力も旺盛なのだと考えられます。

イギリス・ランカスター大学のケアリー・クーパー博士やアメリカ・ハーバード大学のトーマス・パールス博士ら「長寿学」の世界的権威が「こうすれば１００歳まで生きられる」と題してイギリスの専門誌に掲載した「長寿をもたらす10カ条」には、つぎのような項目が含まれています。

●精神状態を安定させる。幸福な結婚生活と家庭は、長寿にとってきわめて大切。結婚

している男性は平均7年、女性は平均2年、結婚していない男女に比べて長生きできるとする研究報告がある

●頭をたえず使う

●楽しいこと、趣味に没頭する

●新しい方法、様式、技術を忌避しないで積極的にとり入れる

定年退職後、趣味もなく人とも会わず、家にこもっている人は、認知症やその他の病気にかかりやすく、早死にする傾向が強いといわれます。

「人間」という字からもわかるように、人は、他の人々との関係の中で生きていくことにより、心身の健常性が保たれるということなのでしょう。

仕事や趣味のみならず、何か友人、知人のためになることをする、ボランティアをするなどして積極的に社会活動をすることは、相手を喜ばせ、その結果、自分自身の心と体も喜び、健康や若さの維持にもつながります。

# 毎日「喜ぶ」ことを習慣にする

毎日を楽しい気持ちですごすために、「喜ぶ」ことを習慣にすることをおすすめしたいと思います。

悩む時間を短くして、喜ぶ時間を長くするようにしてください。最低1日に5回は、小さなことでもいいので何かを見つけて喜ぶようにしましょう。

日記を書いている人は、日記にはその日喜んだことだけを書くようにしてみましょう。

また、寝る前には、今日喜んだことを思いだしてぐっすり眠りましょう。

朝起きたときには、新しい朝を迎えられたことを喜び、夜眠る前にはその日あった楽しいことを思いだして喜ぶ。喜ぶことは感謝することにつながります。

英語の「present」には贈り物という意味があるほかに、「いま（現在）」という意味もあります。つまり、私たちがいまを生きているそのものが「贈り物」なのです。

いま自分が生きている喜びを感じれば、自然に幸せを感じられるようになるでしょう。

また、年齢を重ねても、そのときどきで夢をもつことは大切です。その夢を心に思い描くだけで幸福感を味わえるような、すてきな夢をもってください。

そして夢を実現するためには、まず、いまの自分にできる目標を立てて、それを実現させることが大切です。小さなステップを積み重ねていくことが、大きな夢をかなえるためには欠かせません。

そのプロセスは、若さや美しさを手に入れることにもあてはまります。こうありたいという、若々しく美しい自分の姿を想像しましょう。頭の中でイメージして、それを体に伝えていく。イメージすることで早くゴールに到達できるのです。

## 感謝の念をもつ

いまの日本で、すばらしい面や満足できることを探すことは、実は難しくありません。あなたが日ごろ、不平不満に思っていることも、考えようによっては違った受けとり方ができるのではないでしょうか。

自分自身がもっているものや与えられた環境に、まず感謝することが大切です。親がいなくなって初めて、親のありがたさはわかるものですし、病気になって初めて、健康のすばらしさを悟るのです。

ストレスという言葉と概念を世界で初めて打ち立てたカナダの生理学者で、ノーベル賞受賞者でもあるセリエ博士は、「ストレスから逃れるのに一番大切なことは、西洋人には希薄であるが、東洋人に独特の気持ちである〝感謝の念〟をもつことである」と述懐しています。

幸福とは、探し求めて手に入れるのではなく、「すでに自分の中や、自分のまわりに備わっているものに気づくこと」です。「不幸でないのに、不幸をわざわざ探し求める人」や、「自分は不幸だと思いこんでいる人」が、あまりにも多いように思います。

ロシアの文豪ドストエフスキーは「人間が不幸なのは、自分が本当に幸福であることを知らないからだ」という名言を残しています。

自分の「気持ち」や「心」が幸せでなければ、体も幸せになりません。体と心が若く健康であってこそ、外見も若く美しくなり、輝いてくるのです。

人間は心と体、気持ちが関係しあっています。体（外見）だけを若くしようと思ってもなかなかうまくいきません。外側を幸せ（若く美しい）にするためには、まず心を幸せにしましょう。体の老廃物だけでなく、心の毒素もスッキリ捨て去り、かわりに幸せで満たすことができてこそ、本当の「若さ」が手に入るのです。

# 5章　体を若くする

## 病気や不調を予防・改善して若い体を保つ

若々しい体＝健康な体であることは、いうまでもありません。

年齢を重ねるにしたがって、生活習慣病をはじめとする病気や老化による体の不調を抱える人も増えてきます。

これまで述べてきたように、ほとんどの病気や体調不良は「食べすぎ」や「筋肉（とくに下半身）の衰え」からくる体の冷えを改善することで防ぐことができます。

これを踏まえて、病気や症状ごとの予防・改善対策をご紹介します。対策としてあげているもののうち、ひとつでも2つでもできることを実行してみてください。

## 動脈硬化・高血圧・脳梗塞・心筋梗塞

「人は血管とともに老いる」といわれますが、高血圧、脳梗塞、心筋梗塞など、動脈硬化を背景にして発生する心臓・循環器系の病気は、まさに「血管の老化」が原因で起こります。

血管の内壁に、血液中のコレステロール、尿酸をはじめとするさまざまな余剰物、老廃物が沈着していくと、血管壁は硬くなり、血管そのものも細くなっていきます（＝動脈硬化）。

動脈硬化を起こして血管が細くなると、血流が悪くなるので、心臓は力を入れて血液を押しだそうとします（＝高血圧）。

細くなった血管内で、血液中の余剰物のコレステロールや中性脂肪、尿酸などがフィブリン（繊維素＝タンパク質の一種）とともに血小板によって固められると、血栓ができます。

この血栓が脳動脈に生ずると脳血栓（脳梗塞）、心臓の筋肉内の冠動脈で生ずると冠動脈血栓症（心筋梗塞）となるのです。

〈対策〉

（1）ウォーキングやスクワットなどの筋肉運動で、下半身の筋力を鍛え、血流をよくする。「1日1万2500歩以上歩く人は、狭心症、心筋梗塞は起きない」という研究結果もある。歩くと動脈硬化を防ぐ善玉（HDL）コレステロールや血栓溶解酵素の産生が増える

（2）下半身を強くする根菜をとる

（3）肉、卵、牛乳、バター、マヨネーズなどの動脈硬化を促す食品は控え、魚や魚介類をしっかりとる。魚や魚介類に含まれるEPAやDHAなどの油やタウリン（アミノ酸）が血圧低下、抗血栓作用を発揮する

（4）海藻、豆、コンニャク、根菜類などの食物繊維の多い食物を積極的に食べる。食物繊維が、腸内でだぶついているコレステロール、脂肪、糖、塩分などの余剰物や発ガン物質の血液への吸収を妨げ、大便とともに捨ててくれる

（5）ニラ、ニンニク、ネギ、タマネギ、ラッキョウなどアリウム属の野菜をとる。含有成分の硫化アリルが血管を拡張し、血栓を防ぐ

（6）タマネギ・ダイコン・ワカメサラダ（タマネギとダイコンをスライスし、ワカメを加えたサラダに醤油味ドレッシングをかける）を毎日食べると、（2）（4）（5）の

実行になる
（7）タマネギの薄茶色の皮10ｇを、水６００㎖を入れた鍋に入れ、水が半量になるまで煎じ、それをこした汁を１日数回に分けて飲む。皮の茶色の色素（クエルセチン）に降圧効果がある
（8）納豆を食べる（血栓を溶かす作用があるナットウキナーゼを含む）
（9）アルコールは血栓を溶かすウロキナーゼの産生を促すので、飲める人は適酒を心がける
（10）ニンジン２本、リンゴ１個、セロリ（またはパイナップルかレモン）１００ｇでつくった生ジュースを２～３回に分けて飲む（ただし、朝食がわりにして１日１回の飲用でもいい）。セロリは血栓を溶かす作用のあるピラジンを含む。パイナップルは動脈壁にくっついているフィブリンなどのタンパク質を溶かす作用があり、レモンはビタミンＣやＰが動脈内壁の柔軟性を保つ
（11）入浴は37～40℃くらいのぬるめのお湯に15～20分入る。42℃以上の入浴では血圧が30㎜Hg以上あがるので、要注意。また、入浴により体が温まるとプラスミンという血栓を溶解する物質が体内で多量に生成される効果がある
（12）湯船に全身つかったあと、半身浴や足湯をおこない、下半身の血流をよくする

# 糖尿病

糖尿病の症状は、足のしびれ、むくみ、インポテンツ、腎症というように、下半身に集中して表れます。それらはまさに「腎虚《じんきょ》」の状態といえます。

下半身の筋肉が少なくなると、筋肉が消費する糖が少なくなって血糖が燃え残り、高血糖になります。つまり、下半身の弱りこそが糖尿病の大きな原因と考えていいでしょう。

〈**対策**〉

（1）1日3食食べるなら、腹八分目以下にしてよく噛む。できれば「プチ断食」で2食にするとさらによい

（2）食物繊維の多いものを十分に食べ、腸から血液への余分な糖分の吸収を妨げる。ヒジキの炒め物やキンピラゴボウ、ワカメのみそ汁などのメニューがおすすめ

（3）牡蠣をはじめとする魚介類やショウガなど、血糖を下げるタウリンやインスリンの成分となる亜鉛を多く含む食べ物をとる

（4）ニラ、ニンニク、ネギ、タマネギ、ラッキョウなどのアリウム属の野菜をとる（グルコキニンという血糖降下物質が含まれている）

（5）ニンジン2本、リンゴ2分の1個、タマネギ50gでつくった生ジュースを飲む。飲みにくいなら、タマネギ・ダイコン・ワカメサラダ（148ページ）を食べる

（6）とろろソバ、麦とろご飯を食べる（ヤマイモ、ソバには血糖降下作用がある）

（7）ウォーキングやスクワットをはじめとする筋肉運動をする。筋肉を動かすと、筋肉細胞に含まれる酵素（GLUT－4）が血糖の筋肉へのとりこみを強力に促進する

（8）消費カロリーを増やすには42℃くらいの熱い湯で入浴するのがいい。熱い風呂に3分入ったあと、湯船の外で3分くらい休むというパターンを3回繰り返す

# ガン

ガン細胞は35・0℃で一番増殖し、39・3℃以上で死滅することがわかっています。これは低体温＝体の冷えがガンをつくる大きな要因になることを意味しています。

**〈対策〉**

（1）ガンは東洋医学的には過食による「血液の汚れ」が要因ととらえられるので、つぎの食事を心がける

●よく噛んで（1口30回以上）、少食（腹八分目以下）

●主食は玄米か、白米に黒ゴマ塩（64ページ）をかけて食べる

●肉、卵、牛乳、バター、マヨネーズ、クリームなどに代表される欧米型の食事は控え、和食中心の食事を

●海藻、豆類、コンニャク、玄米など食物繊維の多い食物で大腸の大掃除をする

（2）1日2食以下のプチ断食を実行する

（3）ニンジン2本、リンゴ1個、キャベツ100gでつくった生ジュースを1日2〜

3回に分けて飲む（朝食がわりにして1日1回でも可）。キャベツには正常細胞のガン化を抑える物質が含まれている。抗ガン作用のあるリコピンを含むトマトをリンゴのかわりに使ってもいい

（4）昼はソバ、夜は玄米食（または白米に黒ゴマ塩）を主食にし、副食物として海藻入りの味噌汁、梅干1～2個、ダイコンおろし、ヒジキの炒め物を必ずとる。さらに根菜、豆類、魚介類の中から1～2種類の副食をとる

（5）ウォーキング、カラオケ、趣味に打ちこむ、入浴、サウナなど体を温める生活を心がける

（6）感謝をする、人のために尽くす、物事の明るい面を見る、希望をもつなどのポジティブな気持ちはNK細胞（白血球の一種）の活性を増し、ガンに対する免疫力、治癒力を高める

（7）ガンの患部（肺ガンなら胸部と背中）とお腹に1日1～2回、ショウガ湿布（125ページ）を施す

# 低血圧

低血圧は、体の新陳代謝が悪く、体温の低い人がなりやすいものです。漢方でいう「陰性体質」の人の一症状と考えていいでしょう。

**〈対策〉**

（1）塩、味噌、醤油、メンタイコ、漬け物、塩シャケ、佃煮など塩気がきいた、体を温める食べ物をとる

（2）梅醤番茶《ばいしょうばんちゃ》や醤油番茶《しょうゆばんちゃ》、ショウガ湯（67ページ）を飲む

（3）魚の血合い肉など色の濃い食べ物をとる

（4）魚介類（強心作用を強くするタウリンを多く含む）を食べる

（5）ウォーキングなど、筋肉を積極的に鍛える運動をして体温を上げる

（6）入浴は42℃くらいの熱い湯に10分入るか、ショウガや塩の薬湯（77ページ）などで体を十分に温める

## 疲労、倦怠感、夏バテ

私たちの体をつくっている約60兆個の細胞のエネルギー源は糖分なので、糖分が不足すると、ふるえ、脱力感、しびれ、冷や汗などの症状が出現し、ひどくなると失神を起こす低血糖発作が出てきます。

人間の活動に一番大切なのは糖分であり、その糖分を体内で効率よく利用・燃焼してくれるのがビタミンＢ１です。

疲れ対策として効果的なのは、このビタミンＢ１と糖分をしっかりとること、体を温めて血行をよくすることです。

**〈対策〉**

（１）ネギ、ニラ、ニンニク、タマネギ、ラッキョウなどのアリウム属の野菜をとる（血行をよくする硫化アリル、疲労回復に必須のビタミンＢ１を多量に含む）

（２）ニンニク入りショウガ湯を飲む。ニンニク20ｇ（皮をむく）とショウガ20ｇ（皮つき）をそれぞれ薄切りにし、コップ３杯（約５００㎖）の水を入れた鍋で、水が半量

になるまで煎じる。煎じ汁をこしてハチミツ少々を加え、温かいうちに飲む

（3）ネギ入りショウガ湯を飲む。ネギの白い部分約10ｇを刻んで湯飲み茶碗に入れ、ショウガのしぼり汁約5㏄を加えて熱湯（茶碗に半分くらい）を注いで飲む

（4）ネギ、カツオブシ、醤油、水、すりおろしショウガを混ぜ合わせ、よく煮て食べる

（5）ショウガ紅茶にハチミツや黒砂糖を多めに入れて、1日数回飲む。またはショウガ入り日本酒（日本酒の熱燗にすりおろしショウガを適量入れる）を飲む

（6）ニンジン2本、リンゴ3分の2個、タマネギ20ｇでつくった生ジュースを飲む

（7）血行をよくし、精神の疲労もとってくれるシソの葉の薬湯（シソの葉100～200ｇを刻んで布袋に入れ、湯船につける）に入る

## 肝臓病（肝炎、肝硬変）

肝臓病の人は、肝臓の位置する右上腹部から心窩部《しんかぶ》（みぞおち）の部分が冷たい人が多いものです。これは肝臓への血流が悪く、その結果、肝細胞の働きが悪いため、空気中では20分程度で死滅する肝炎ウイルスなどの弱い病原体におかされたり、脂肪の燃焼が悪くなって脂肪肝になるというわけです。

肝臓への負担を抑え、血流をよくして肝臓を強化することが必要です。

**〈対策〉**

（1）腹八分目以下の小食を守る（食べすぎることだけでも消化器の一部である肝臓には負担）

（2）腹巻をする（肝臓を温め、肝臓の血流をよくする）

（3）シジミをとる。シジミには胆汁の排泄や解毒作用を促すオチアミンやタウリンに加え、肝機能を高めるビタミンB12が豊富に含まれるため、肝臓の強化に最適。シジミの味噌汁を飲むほか、シジミエキス（砂を吐かせたシジミ８００gを水１ℓに入れ、弱

火で水が半量になるまで煮て、シジミをとりだし残った汁をガーゼでこす）を毎食前に50㎖ずつ飲むのもおすすめ

（4）アサリの味噌汁など魚介類をとる（タウリンが入っている）

（5）ニンジン2本、リンゴ1個、キャベツまたはセロリ100gでつくった生ジュースを飲む。キャベツやセロリには強肝作用がある

（6）右上腹部から心窩部にかけて、1日1〜2回ショウガ湿布（125ページ）を施す

# 胃炎、胃潰瘍、十二指腸潰瘍

胃や十二指腸の病気も、冷え性（陰性体質）の人に特徴的な病気です。

また、ストレスがあると副腎髄質からアドレナリンが分泌されて血管が縮み、胃腸の粘膜の血行が悪くなって（冷えて）潰瘍になりやすくなります。

**〈対策〉**

（1）梅醤番茶（67ページ）を飲む

（2）黒豆を黒砂糖で煮て毎日食べる

（3）キャベツを積極的にとる。キャベツは抗潰瘍作用があるビタミンU（ただし、加熱すると破壊する）、出血を止めるビタミンKを含んでいる。とり方はつぎの通り。

●ニンジン2本、リンゴ3分の2個、キャベツ100gでつくった生ジュースを飲む

●みじん切りにしてカツオブシと醤油をかけて毎食食べる

●約200gのキャベツをミキサーにかけてから鍋に入れ、沸騰《ふっとう》させないようにサッと温めたものをよく嚙んで食べる

（4）シソの葉入りショウガ湯を飲む●青ジソの葉2〜3枚を火であぶり、パリパリになったところを手でもんで湯飲み茶碗に入れ、すりおろしショウガを5〜10滴加えたあと、熱湯（湯飲み茶碗に半分くらい）を入れて飲む。シソの葉とショウガは胃腸を温めるほか、気分をよくしてストレスを軽減する効果も

（5）42℃くらいの熱い風呂に入浴すると、胃液の分泌が少なくなるので、潰瘍の改善にいい。ただし、就寝前はストレスを軽減するため38〜40℃の入浴がおすすめ。単なる胃弱や胃下垂の人は、胃液の分泌を促して胃の働きを活発にさせるために38〜40℃くらいのぬるめの湯にゆっくり入浴するほうがいい

## 腰痛・変形性膝関節症

腰痛も変形性膝関節症も、足腰の筋力、筋量の低下が主な原因です。

変形性膝関節症は、主に老化による半月板（膝の中でクッションの役割をする三日月型の軟骨）の変形断裂によって生じます。予防には、スクワットなどで大腿四頭筋（大腿部の前面の筋肉）を鍛えて安定させ、膝全体に均等に力がかかるようにして、半月板を傷つけるリスクを減らすことが大切です。

また、痛みの改善には患部を温め、血行をよくすることもきわめて重要です。

**〈対策〉**

（1）ショウガやニンニク、塩の薬湯（77ページ）に入り、体を温める
（2）腰や膝にショウガ湿布（125ページ）を施す
（3）日中でもカイロや温湿布などを腰や膝にあてておく
（4）ニンジン2本、タマネギ50gでつくった生ジュースを飲む
（5）ダイコンの干した葉を風呂に入れて入浴する

（6）ヤマイモ酒（乾燥させたヤマイモまたはナガイモ約200gを細かく刻み、グラニュー糖約150gとともに焼酎約1・8ℓにつけこむ。冷暗所に置き、3カ月たった頃から飲むことができる）を就寝前に飲む（1回約30cc）

（7）スクワットを毎日おこなう

（8）以下の大腿四頭筋の鍛練エクササイズをおこなう●椅子に腰かけて、両足を上げて伸ばし、その後曲げる、という動作を連続10回1セットとし、5～10セットおこなう。だんだん慣れてきたら回数とセット数を増やしていく

## 頭痛・神経痛・リウマチなどの痛み・肩コリ

漢方では「痛みやコリ」は「冷え」と「体内にたまった余分な水分＝水毒」が原因と考えるので、温めて余分な水分を汗や尿で出せば治るということになります。

化学薬品の鎮痛剤は、ほとんどが解熱作用をあわせもっているので、ますます体を冷やし、さらなる痛みをつくる心配があります。

〈**対策**〉

（1）ショウガ紅茶に葛粉《くずこ》3gを入れて1日2～4杯飲む

（2）タマネギ半個を刻み、卵1個と一緒に茶碗に入れてかき混ぜ、その上に醤油と七味トウガラシを加えたものを熱いご飯にかけて食べる

（3）ネギを細かく刻んで味噌と半々くらいに混ぜ、どんぶりに入れて熱湯を注いだものを飲む

（4）ネギ入りショウガ湯（156ページ）を飲む

（5）ショウガやニンニク、塩の薬湯（77ページ）に入る

（6）ショウガ湿布（125ページ）を患部に施す

（7）トウガラシチンキ（トウガラシ3個を刻んで広口ビンに入れ、45度のホワイトリカー1ℓを加え、冷暗所に1カ月保存したあと、布でこす）を痛みの部分に貼る

（8）ウォーキングやスクワットなどを、日ごろからできる範囲でおこなう

## 骨粗鬆症《こつそしょう》

主にカルシウムとリンでできている骨は、生きているかぎり再生を繰り返しています。しかし、老化で再生力が衰えたり、貯蔵されるカルシウムやリンの量が低下すると骨粗《こつそ》鬆《しょう》症、つまり骨の中に多数の細かな穴があき、鬆《す》が入った状態になります。

骨粗鬆症は、背中や腰が痛む、背中や腰が曲がる、背が低くなる、ちょっとした刺激で骨折を起こすなどという形で表れてきます。

**〈対策〉**

(1) ウォーキングやエクササイズ、スポーツなどによる下半身の筋力強化

(2) フラミンゴ療法●骨に重力をかけることが骨の強化には大切。片脚で1分間立つだけで、両脚で約53分間歩いたのと同じ負荷が骨に加えられるという研究報告がある。1日2回やると約2時間歩いたのと同じ負荷ということになる

(3) チーズ、小魚、魚介類、豆類などカルシウムを多く含む食べ物を十分にとる

(4) 豆腐、味噌、納豆など大豆製品をとる（大豆には女性ホルモン様物質のイソフラ

ボンが含まれているので、とくに女性の骨粗鬆症予防に効果的）

## 精力減退・夜間頻尿・老眼・聴力低下・抜け毛・白髪

加齢とともに下肢や腰の筋力が低下し、下半身が細くなってくると、精力減退や前立腺の病気、（夜間）頻尿など、下半身の臓器の機能低下による症状が生じやすくなります。また、それと比例して目の疲れ、老眼、白内障、耳鳴り、聴力低下、抜け毛、白髪といった老化現象が目立ってきます（＝「腎虚」）。

**〈対策〉**

（1）ゴボウ、ニンジン、レンコン、ネギ、タマネギを毎日食べる（「相似の理論」でいえば人間の下半身は植物の根にあたる）

（2）ヤマイモを存分に食べる（ヤマイモはとくに腎虚を回復させる力が強い）●とろろソバや麦とろご飯を食べる、ヤマイモ梅干し（108ページ）を食べる、ヤマイモ酒（162ページ）を就寝前に30㎖ぐらい飲んで寝る

（3）ゴマを積極的に食べる（五大栄養素をすべて含み、しかも強壮・強精作用がある）

●黒ゴマ塩（64ページ）をご飯にふりかけて食べる、ゴマハチミツ（練りゴマとハチミ

ツを3対2の割合で混ぜる）を毎日食べる、黒酢に黒ゴマ（適量の黒酢に、その半量の黒ゴマを加え、約1カ月間おく）を毎日スプーン2杯くらい飲む

（4）生牡蠣や牡蠣鍋を食べる（牡蠣は「セックスミネラル」と呼ばれる亜鉛が豊富）

（5）ショウガ紅茶やショウガ湯（亜鉛を多く含む）を飲む

（6）ニンジン2本、リンゴ1個、セロリ100gでつくった生ジュースを1日に2〜3回に分けて飲む（朝食がわりなら1日1回でも可）。セロリには強壮作用がある

（7）ニンニク酒（ホワイトリカー4合の中にニンニク半個をよく洗って細かく刻んだものと、氷砂糖100g、ショウガ2片、ミカンの皮1個分を刻んで入れる）を就寝前におちょこ2杯くらい飲む

（8）ウォーキングやスクワットで下半身を鍛える

（9）入浴は全身入浴のあと、温かいシャワーを浴びて少し休んでから半身浴をする

## 生理不順、生理痛、更年期障害

更年期障害は、女性特有の「下半身の冷え」が大きな原因と考えられます。ヘソより下の腹部が冷たく、子宮や卵巣への血流が悪いと、子宮・卵巣の働きが低下します。女性のホルモンの産生分泌も悪くなり、ホルモンのアンバランスによる生理不順や生理痛をはじめとするさまざまな症状が表れるのです。

また、下半身が冷えていると、下半身に存在すべき血液、熱、気が行き場を失い、上半身に向かっていくことで、ドキドキや息苦しさ、肩コリ、発汗、顔の発赤や発疹、吐き気、セキ、イライラ、不安、不眠、焦燥感など、下から上へ突き上げられる症状が生じます。

**〈対策〉**

（1）ウォーキングやスクワットで下半身の筋力を衰えさせないようにする

（2）腹巻を常時着用したり、全身浴のあとの半身浴、昼間は足湯をするなどして下半身の血行をよくする

（3）ゴボウ（女性の生殖器官の働きをよくするアルギニンが含まれている）をキンピラや味噌汁の具にして食べる

（4）小豆や黒豆（女性ホルモン様物質のイソフラボンを含む）を食べる

（5）黒ゴマ塩（64ページ）をご飯にかけて食べる（ゴマは造血作用と血行をよくする作用が強力）。また、濃い番茶にすりつぶした黒ゴマ塩を1さじ入れて1日4〜5杯飲むと生理痛に効くので、生理の2〜3日前から飲むといい

（5）ダイコンの葉（血行をよくして婦人病に効く）を食べる。干して刻んでご飯と一緒に炊いたり、味噌汁に入れてもいい

（6）ニンジン2本、リンゴ1個、セロリ100gでつくった生ジュースを1日3回に分けて飲む（朝食がわりなら1日1回でもいい）。セロリ、パセリ、ニンジン、セリ、アシタバなどのセリ科の植物は血行をよくして婦人病に効果がある

（7）ショウガ紅茶に入れる黒砂糖のかわりに、ハッカ（シソ科）のアメを入れて1日3〜4杯飲む（のぼせに効果的）

（8）下腹部にコンニャク湿布（コンニャク3枚を熱湯で4分間煮て、1枚ずつ乾いたタオルにくるみ、1枚を下腹部に、ほかの2枚は両脇腹の下部にあてる）をする。生理痛、子宮筋腫、卵巣のう腫に効果的

（９）毎日、入浴後にショウガ湿布（１２５ページ）を下腹部にする

# 痛風

痛風とは、植物や動物を構成する最小単位である細胞の核酸のプリン体の最終代謝物である尿酸が、体のあちこちの関節に沈着していき、そこに炎症を起こす病気です。

痛風がよく発生するのは、心臓からもっとも遠い足の親指です。このあたりの体温は27～28℃しかなく、体の中では一番冷たいのです。そのためにここで尿酸が固まり、痛風の発作が起こるわけで、痛風も冷えの病気といえます。

**〈対策〉**

（1）足浴を1日に1度して足を温め、足の血行をよくする

（2）入浴は全身浴のあとに半身浴をやり、発汗と排尿による尿酸の排泄を促す

（3）ショウガの薬湯（77ページ）に入る（足を温め、発汗・排尿を促す）

（4）ホウレンソウを毎日食べる（尿酸の分解・排泄を促す作用がある）

（5）ニンジン2本、リンゴ1個、セロリまたはキュウリ100gでつくった生ジュースを毎日飲む。セロリには骨や血管、腎臓に沈着している尿酸の沈殿物を溶かす作用が

あり、キュウリは排尿をよくして尿酸の排泄を促す
（6）ウォーキングはエネルギー代謝を高めすぎないように、スロー歩き（分速60ｍぐらい）で1日30分以上、週3日やるのがおすすめ（尿酸は体内のエネルギー代謝が亢進《こうしん》すると大量に産生される）
（7）キャベツとワカメのサラダに黒酢をかけて食べる（キャベツやワカメは尿をアルカリ性に傾け、尿酸の排泄を促す。黒酢も尿酸の排泄に有効）
（8）痛みがある部分にキャベツの葉をあてる。痛風発作が出たら、キャベツの葉にアイロンをあて、葉がしなびてから痛みの部分に数枚重ねて張るといい

## 貧血

貧血とは血液、とくに赤血球が少ない状態です。

低血圧症の人がフラフラしたり、立ち上がるときに立ちくらみが起こるのは、低血圧のために脳への血流が悪くなることで起こる「脳貧血」のことで、一般にいう貧血とは異なりますが、貧血も低血圧も漢方でいう「陰性病」です。

**〈対策〉**

（1）つぎのようなとり方で、赤や黒の濃い色をした食べ物をとる（血色素のもとになる鉄が多く含まれる）

- ご飯に黒ゴマ塩をかけて食べる
- ホウレンソウをゆがいてゴマ油で炒めて食べる
- 赤身の肉（マトンならなお可）や魚の血合い肉を食べる
- 赤ワインを飲む
- ヒジキの炒め物を食べる（ヒジキはホウレンソウの10倍以上の鉄を含む）

●乾燥プルーンの砂糖煮（プルーンをぬるま湯にひたして水分を含ませ、砂糖を適量入れて弱火で煮る）を食べる。貧血で便秘の人に効果的

（2）シジミの味噌汁か、シジミと刻みショウガの炒め物を食べる（シジミは造血作用のあるビタミンB12が豊富）

（3）筋肉が赤い色をしているのは鉄分を貯蔵しているから。ウォーキングや軽いダンベル運動で筋肉を鍛えると鉄分の保持ができ、貧血の改善につながる

【著者紹介】

**石原結實（いしはら・ゆうみ）**

イシハラクリニック院長、医学博士。
1948年長崎県生まれ。長崎大学医学部を卒業し、血液内科を専攻。同大学院博士課程修了。難病治療の食事療法で世界的に知られたスイスのベンナー病院や長寿で知られるグルジア共和国等で最新の自然療法を研究。現在、そこでの研究成果や東洋医学における人間観などを取り入れたクリニックを東京に開いている。また伊豆に、「ニンジン・リンゴジュース」や運動、メンタル面からのアプローチなどを用いて悩める現代人への健康増進に取り組む施設を開設。
執筆活動にも精力的に取り組み、大ベストセラーとなった『「体を温める」と病気は必ず治る』（三笠書房）、『空腹力』（ＰＨＰ）、『石原結實のダイエット食堂31日』（海竜社）など著書は200冊以上を超え、「つらさ」を抱える読者から絶大な支持を受けている。



だれでも10歳若くなる
**温断食（あっためだんじき）**

2012年9月3日　初版発行

著　者　石原結實
発行者　野村直克
発行所　総合法令出版株式会社
〒107－0052　東京都港区赤坂1-9-15 日本自転車会館2号館7階
電話　03-3584-9821（代）
振替　00140-0-69059

印刷・製本　中央精版印刷株式会社


ISBN 978-4-86280-320-7

総合法令出版ホームページ　http://www.horei.com/